鼡径ヘルニアの歴史

なぜ こどもと成人で手術法が違うのか

川満富裕

時空出版

目次

凡　例

1. 本文中の単なる「ヘルニア」または「鼡径ヘルニア」という言葉は、とくに断りがなければ、外鼡径ヘルニアのことを意味している。
2. 本文と図の説明における［ ］はすべて筆者の付記で、（ ）は引用した原文にある付記である。
3. 本文中で肩に数字を付した箇所には巻末に「注と文献」を付記した。
4. 引用文献のうち、邦訳のあるものはその訳文を利用したが、それ以外のものはすべて筆者の訳である。また、挿図のうち、ほかから転載したものは説明に出典を記載したが、出典の記載のない図は筆者が作図したものである。
5. 外国人の人名は、本文中では慣用的なカナ表記を用いた。また、巻末の人名索引にフルネームの原綴と生没年を記した。

はじめに

単径《そけい》ヘルニアは患者の多い病気である。

この病気は脱腸《だっちょう》ともいうが、患者が多いわりによく知られていない。椎間板ヘルニアなら知っているが、単径ヘルニアは知らない、という人が少なくない。

単径ヘルニアはとくに乳幼児に多く、こどもの約二〇人に一人［五％］が罹患《りかん》する。成人になってからも約二〇〇人に一人［〇・五％］が単径ヘルニアになる。単径ヘルニアは男性に多く、男性患者は女性患者の三～四倍もいる。数十人の老若男女が集まれば、単径ヘルニアの治療を受けたことのある人は少なくとも一人はいるだろう。

多い病気なのによく知られていないので、単径ヘルニアはその治療に不合理な問題があるということも知られていない。調べてみると、その原因は遠い昔にあり、この問題はかなり根深い。それゆえ、この問題を念頭に置きながら単径ヘルニアの歴史を説明し、単径ヘルニアに関心をもってもらおうというのが本書の目的のひとつである。

単径ヘルニアの治療は手術である。その不合理な問題とは「患者がこどもか成人かによって手術法が違う」ということである。これが不合理なのは、こどもと成人の境界はあいまいなのに、重要な治療があいまいな区別で決められるからである。

たとえば、日本ではヘルニアの中学生は小児外科でこども用の手術を受ける。一五歳以下はこどもとみなされているからである。しかし、日本の中学生が外国に行けば、成人外科で成人用の手術を受けることが起こり得る。イギリスのように、一三歳以上を成人とみなし、小児外科では一二歳以下しか手術しないという国もあるからである。

逆に、高校生はたいてい成人用のヘルニア手術を受けるが、思春期の若者は、まだこどもだという理由からか、高校生にこども用の手術を行う外科医がいる。

手術がこども用でも成人用でも、ヘルニアが完治するならば、どちらでもかまわない。しかし、こども用の手術は単純で再発は〇％に近いが、成人用の手術は複雑で時間がかかる上に数％以上の再発がある。手術を受ける患者にとって、これは重大な問題である。

不思議なことに、この問題が大きく取り上げられたことはない。人命にかかわる問題ではなく、世の中にはこどもか成人かによって違うことが多いからかもしれない。しかし、だからといって、この不合理で重大な問題を放置してよいとは思えない。

鼡径ヘルニアではなぜ「患者がこどもか成人かによって手術法が違う」のかというと、それは患者の年齢によってヘルニアの原因が違うからだといわれている。

こどもの鼡径ヘルニアは原因がすべて先天性と考えられている。一方、成人の鼡径ヘルニアの原因はすべて後天性というのが定説である。それゆえ、こども用の単純な手術では、先天性のヘルニアを治せても、後天性のヘルニアは治せないと考えられている。成人の鼡径ヘルニアに複雑で面倒な手術が行われているのはそのためである。

成人の鼡径ヘルニアでも、それが先天性のヘルニアといえるならば、こども用の単純な手術で治せるはずだし、患者もそれを望むだろう。成人に先天性ヘルニアが起こるならば、それを選り分ける必要がある。しかし、ヘルニアが先天性か後天性かの区別は、症状や徴候、手術所見では判定できない。こどものヘルニアと成人のヘルニアは症候が同じで、身体の大きさ以外は手術所見も同じだからである。先天性ヘルニアと後天性ヘルニアは、臨床的にも解剖学的にも区別できないので、患者の年齢で区別するほかはないのである。

しかし、こどもの鼡径ヘルニアはすべて先天性で、成人の鼡径ヘルニアはすべて後天性という考えはかなり疑わしい。病気の原因が先天性か後天性かは、患者の年齢で決まるわけではないからである。たとえば外傷や感染症のように、原因は後天性でも小児期によく起こる病気がある。また、神経変性疾患や家族性腫瘍のように、原因が先天性でも成人してから発症する病気もある。それゆえ、成人に先天性ヘルニアが起こる可能性は大いにある。

要するに、「患者がこどもか成人かによって手術法が違う」ことだけでなく、患者の年齢によってヘルニアの原因は違うという考えも不合理なのである。

一般に、原因が異なり、治療法も異なる二つの病気があれば、両者はまったく別の病気である。

しかし、こどもの鼡径ヘルニアと成人の鼡径ヘルニアが別の病気と考えられたことは、これまでの歴史で一度もない。両者は同じ病気とみなされているにもかかわらず、原因が違うと考えられ、違う手術が行われているのである。

では、同じ鼡径ヘルニアなのに、なぜこどもと成人で原因が違うと考えられるようになったのだろうか。この疑問に答えるには、現代のヘルニア原因説がどんな経緯で生まれてきたかを知らなければならない。ところが、驚いたことに、ヘルニアの治療に不可欠な原因説や鼡径解剖に関する歴史研究はほとんどみあたらない。それゆえ、この疑問の答えは自分で調べなければならなかった。本書はその調査結果をまとめたものである。

第1章では、ヘルニアという病名を説明し、古い原因説を考察する。第2、4、5章では、鼡径ヘルニアの原因説に関する歴史を概観する。第3章と第6章ではおもに鼡径解剖の歴史を扱い、第6章では現在のヘルニア診療の基礎になっている解剖知識を分析する。鼡径解剖の話は少し専門的なので、解剖に関心のない読者は読み飛ばしてかまわない。第7章では、鼡径ヘルニアの手術法の歴史を簡単にまとめる。第8章では、「囊性説《のうせいせつ》」に関する論争を紹介し、現代のヘルニア原因説を説明する。第9章では、以上の史的考察に基づき、鼡径ヘルニアの「患者がこどもか成人かによって手術法が違う」ことに対する筆者の考えを述べる。

第1章　鼡径ヘルニアという病気

ヘルニアとは体内の器官が本来あるべき部位からはみ出る病態を意味する。現在、「ヘルニア」という言葉は、はみ出る器官や部位の名前を頭につけ、たとえば椎間板ヘルニアというように、いろいろな病名に用いられている。しかし、昔の「ヘルニア」という言葉はひとつの病気だけを意味していた。すなわち、古代ローマ人がヘルニアと呼んだのは、腸などの内臓が腹腔からはみ出して陰部が腫れる病気、いわゆる脱腸のことである。この病気では、まず最初に鼡径という部位つまり足の付け根に腫れが現れ［図1］、この腫れがさらに内下方の陰部に広がる［図2］。最初から陰部まで腫れることもまれではない。現在、この病気は(1)鼡径ヘルニアと総称され、鼡径だけでなく陰嚢も腫れる場合は陰嚢ヘルニアとも呼ばれている。

1　古代エジプト

古代エジプトには鼡径ヘルニアのことを意味する病名はなかった。しかし、鼡径ヘルニアという病気の存在は知られていたという証拠がある。

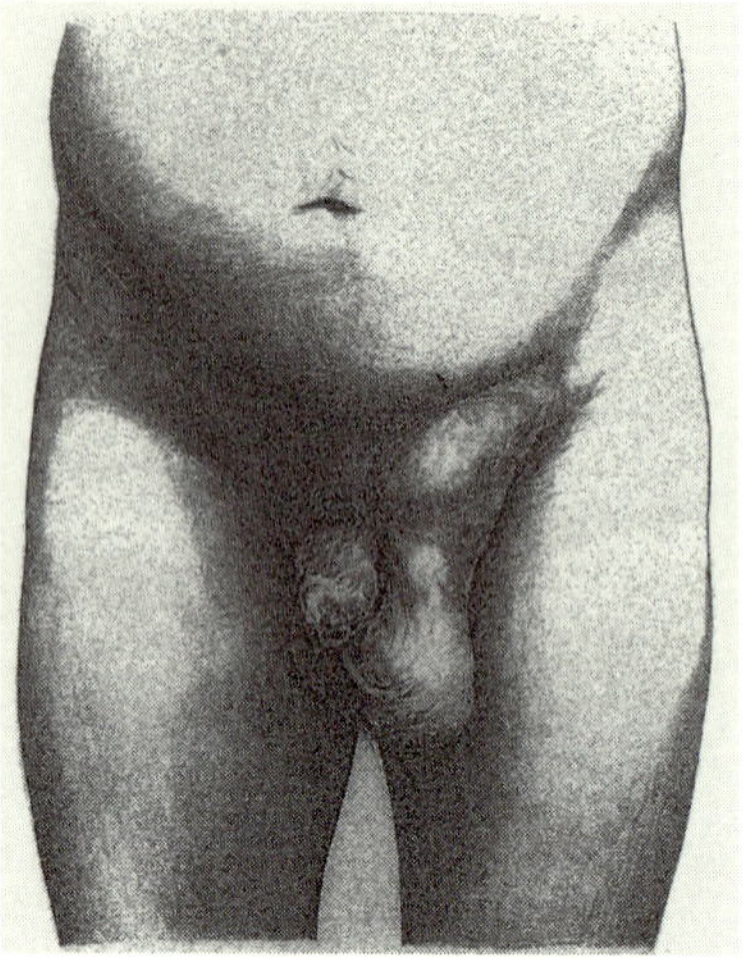

図1　成人の左鼡径ヘルニア
Macready［1893年］より引用

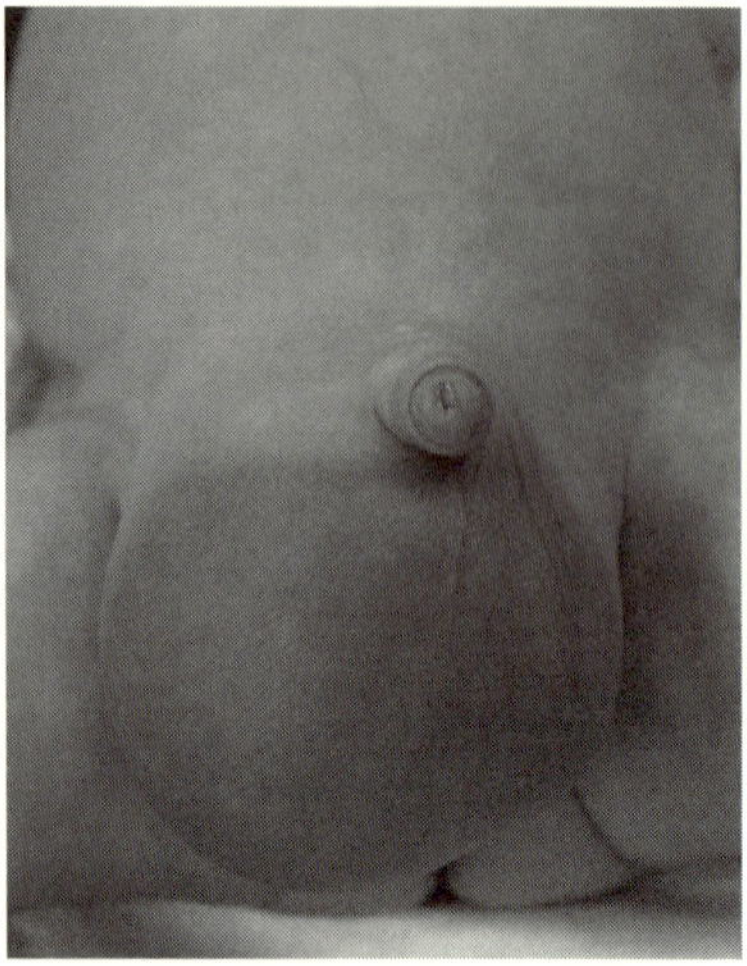

図2　乳児の右陰嚢ヘルニア［国立成育医療研究センター病院外科医長・金森豊先生のご厚意による］

鼡径ヘルニアでは足の付け根が腫れるが、よく似た病気にへそが腫れるデベソがある［図3］。鼡径ヘルニアとデベソには、ほかの皮膚の腫れと決定的に違う特徴がある。それは、力むと腫れが出現し、押しつぶすと腫れが消えることである。この腫れを押しつぶすときの感触や音などから、古代人は腫れの下に腸がはみ出ていると推測していたらしい。

このような推測が行われていたという証拠としては、紀元前一五五〇年頃に古代エジプトで書かれたパピルスの次のような記述がある。

[2]陰部の上のbelly's horns［鼡径部］に皮膚の腫れをみたら、そこに指を置いて腹部を診察し、指の上をたたきなさい。患者を診察して……患者の咳で腫れが盛り上がってきたら、こう言いなさい。あなたの腹部にあ

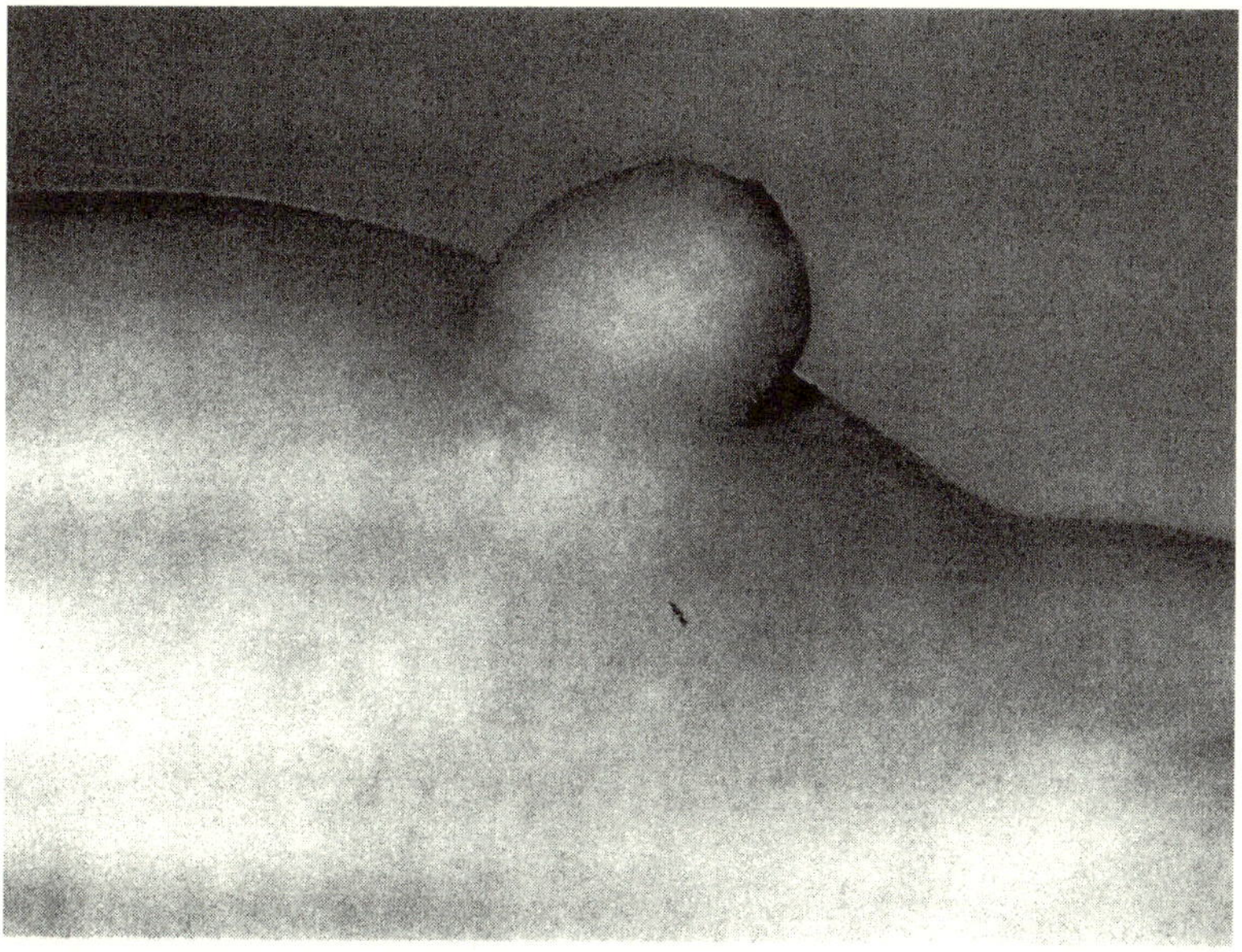

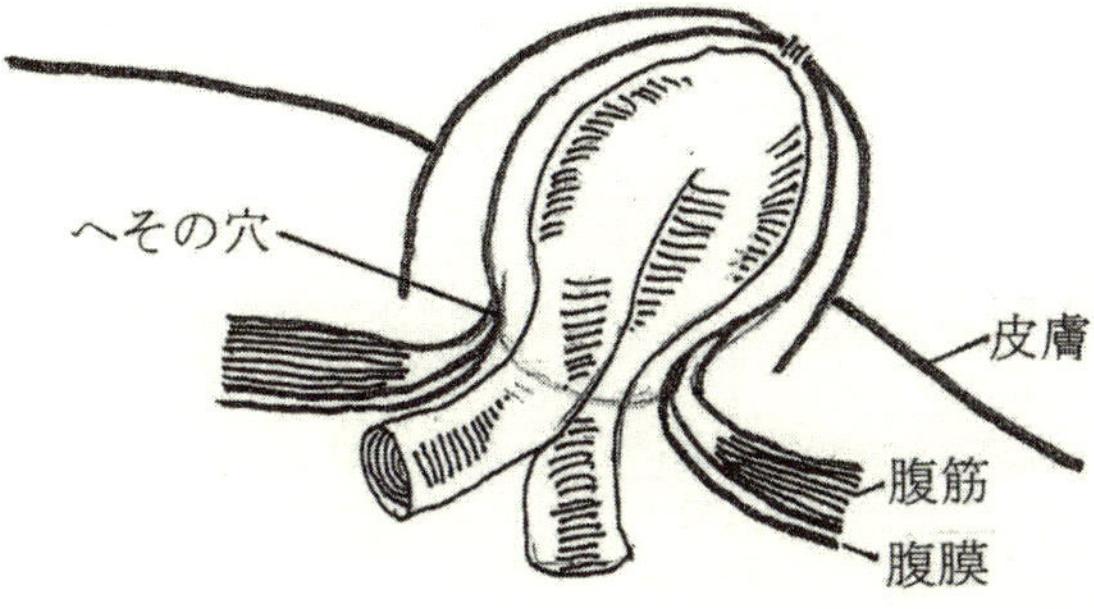

図3　幼児の臍ヘルニア［デベソ］。下は臍ヘルニアの縦断図
デベソは、へその穴［臍輪］から腸がはみ出す病気で、へその緒が落ちた後の生後1カ月頃に発症する。赤ちゃんが泣くと、へその穴から腸が皮膚の下に押し出され、へそが図のようにふくれ上がる

るのは皮膚の腫れです。この病気を治しましょう。

さらに古代エジプト人が鼡径ヘルニアという病気を知っていた証拠として、このパピルスの記述よりももっと直接的な物的証拠がある。

そのひとつはミイラ(2)である。

ファラオのメルエンプタハのミイラには陰嚢を切除された痕跡があり、ラムセス五世の陰嚢は大きく空虚なので、両王は陰嚢ヘルニアか陰嚢水腫(3)だったのではないかと考えられている。

もうひとつは脱腸帯［ヘルニアバンド］である。

テーベ(4)で発見された鉄製の脱腸帯は紀元前七世紀のものと考えられており、古代エジプト人が鼡径ヘルニアという病気を知っていたということが分かる。

脱腸帯はデベソの治り方をヒントに考案されたのではないかと思う。デベソの多くは何もしなくても自然に治るが、へそを押さえ続けていると治り方が早くなる。鼡径ヘルニアがデベソに似ていることに気づいた人は、鼡径を押さえ続ければ、鼡径ヘルニアも自然に治ると期待しただろう。しかし、へそと違って鼡径は押さえ続けることが難しい。そのため、鼡径を押さえる特殊な器具が考案された。それが脱腸帯だといえる。

古代エジプトの後半は旧約聖書の時代に重なる。聖書(5)には、伝染病に関する記述は多いが、鼡径ヘルニアに関する明確な記述はない。

2　古代ギリシア

古代ギリシアには鼡径ヘルニアを意味する言葉があった。その最古の記録はヒポクラテスが書いたといわれる「ヒポクラテス全集」[6]にある。ヒポクラテスは「医学の父」とたたえられる古代ギリシアの偉人で、「ヒポクラテス全集」は一九八八年に日本語にはじめて全訳された。その翻訳書をみると、鼡径ヘルニアに関する記述はわずか三カ所にしかない。

そのうち二カ所は「空気、水、場所について」という論文にある。

「小児にはヘルニアがとてもよくおこる」という記述と「ヘルニアが生ずるといったことがなかんずく多い」という記述である。これらの記述から、ヒポクラテスはこどものヘルニアと成人のヘルニアが同じ病気だと考えていたことが分かる。

ヒポクラテスの時代にヘルニアという言葉はなかった。ここでヘルニアと翻訳されているのは、ケレ keleというギリシア語である。ケレは「かさばったもの」という意味で、鼡径ヘルニアに限らず、あらゆる体表の腫れを意味していた。

もう一カ所は「流行病第二巻」第九節にあり、次のように翻訳されている。

脱腸[6]（ヘルニア）は、恥骨のあたりのものならば、当初から大抵は無害である。しかし、臍の少し右上のものは、痛みと吐き気と吐糞症状をともなう。……脱腸は、他人に下腹部をたたかれたり引っ張られたり踏みつけられたりしたことが原因でおこる。

「脱腸（ヘルニア）」と翻訳されているギリシア語の病名はrhexis tou etrouで、直訳すると「腹部の破れ」という意味である。直訳されずに「脱腸」と意訳された理由は、古代ギリシア人のヘルニア原因説があるからだろう。すなわち、「腹部の何か」が破れて腹壁に穴が生じ、その穴を通って腹腔から腸などの内臓がはみ出てヘルニアが起こる、古代ギリシア人はそう信じていたといわれている。本書では、このヘルニア原因説を「破裂説」と呼ぶことにする。

しかし、このギリシア語よりもケレという病名のほうが広く用いられていた。はみ出た内臓や身体部位の名前をケレの頭にくっつけた病名が用いられた。すなわち、ケレというギリシア語の用法は、現在のヘルニアという言葉の用法に似ている。

古代ギリシア人はケレが存在する部位により、デベソをオンファロケレ、鼡径ヘルニアをブボノケレ、陰嚢ヘルニアをオスケオケレと呼び分けた。ギリシア語では、omphalosはへそ、boubonは鼡径、oscheonは陰嚢を意味する。また、はみ出した内臓が何かにより、enteron［腸］がはみ出すケレをエンテロケレ、epiploon［大網］がはみ出すケレをエピプロケレと呼んだ。腸と大網の両方がはみ出るケレは、エンテロエピプロケレと呼ばれた。

3　古代ローマ

古代ローマ人も「破裂説」を信じ、「破れ」を意味するラテン語ruptura、crepatura、ramicesなど(7)を鼡径ヘルニアの意味に用いていた。また、古代ローマではギリシア医学が普及し、この病気には

「○○ケレ」というギリシア語の病名も用いられていた。

しかし、ブボノケレとオスケオケレに限ってはラテン語でヘルニアherniaと呼ばれていた。ヘルニアという現代の病名はこのラテン語に由来しているのである。

「ヘルニア」[7]というラテン語は、古代ローマの詩にも散見される俗語で、西暦一世紀にケルススがはじめて医学用語として用いた。ケルススは医師ではなかったが、『医学論』[8]全八巻を著し、その第七巻でヘルニアについて詳しく説明した。ちなみに、ケルススのラテン語は文体が簡潔かつ明解で美しいといわれ、彼は「医学のキケロ」とたたえられている。

ケルススの『医学論』も日本語に全訳され、岩手医科大学の年刊雑誌「医事学研究」の1号［一九八六年］から16号［二〇〇一年］に連載された。

この翻訳によれば、ケルススはヘルニアについて次のように述べている。

それ[8]「ヘルニア」は、鼠蹊部から始まっていると述べた皮膜が破けたときや、あるいは外傷のないときにもおこる。例えば、病気が原因でおこるときがあるが、まずはじめに炎症がおこり、そのあとで［腸や大網の］重みによって破れる。またあるいは、何らかの衝撃によって生じるときは、下の部分と腸とを分けていなければならなかった皮膜が先に破け、それから自らの重みで大網やさらには腸までが落ちてくる。鼠蹊部から下の部分への道が開けると、押された腸や大網は、すぐ下にある筋《スジ》状の皮膜と、この事態（重み）を受けているものとを引き離す。ギリシア人はエンテロケレとかエピプロケレと呼んでいる。われわれの間でこれらに付けた、見苦しいが一般的な名前はヘルニアである。

この記述からケルススも「破裂説」を信じていたことが分かる。破けるという「鼠蹊部から始まっていると述べた皮膜」については第2章で述べる。ケルススはヘルニアという病名を「見苦しい」言葉とみなした。公の場では使用をはばかる下品なラテン語だと考えたからである。それをわざわざ断ったのは、『医学論』という本が医師向けではなく教養人向けのものだったからだと考えられている。

「ヘルニア」(7)というラテン語は恥部の病気に用いられる俗語だった。一般に、恥部に関する医学用語には、羞恥心を感じにくい外国語が用いられる。しかし、病気の理解を深めるため、ケルススはあえて母国語のラテン語を用いたのである。

ヘルニア以外にも、ケルススは恥部についてvagina、scrotum、testisなどの卑俗なラテン語を用いた。古代ローマの公衆浴場ではこれらはそれぞれ膣、陰囊、精巣の意味に用いられた隠語だったが、もともとvaginaは刀剣の鞘《さや》、scrotum［scortum］は革袋、testisは証人という意味のラテン語だった。ヘルニアはもともとの意味が明らかではないが、ふくらんだ若芽や枝を意味するギリシャ語herniosから派生したラテン語といわれている。

4　ヘルニアの語義の変遷

中世ヨーロッパでは「○○ケレ」というギリシア語の病名がよく用いられ、単にヘルニアといえば鼡径ヘルニアを意味することが多かった。しかし、一五世紀になると、「ヘルニア」という言葉は鼡径ヘルニア以外にも用いられるようになり、デベソは臍《さい》ヘルニア、ほかの腹部［とくにへその上下］で内臓がはみ出る病気は腹壁ヘルニアと呼ばれた。

一六六五年[9]にフランスのニコラ・ルカンは鼡径ヘルニアによく似た病気をはじめて報告した。この新しい病気は、鼡径が腫れたようにみえるが、解剖してみると鼡径のすぐ近くの大腿で内臓がはみ出ていることが分かった。そのため、新しい病気は大腿を意味するギリシア語merosを用いてメロケレmeroceleと命名された。

一八世紀になると、メロケレ[9]は股《こ》ヘルニアや大腿ヘルニアと呼ばれた。これに対応し、ブボノケレやオンファロケレと呼ばれていた病気は、鼡径ヘルニアや臍ヘルニアと呼ばれることが多くなった。ヘルニアという言葉は、鼡径ヘルニアだけでなく、腹部の内臓がはみ出す病気すべてに用いられるようになったのである。一八世紀にはいろいろなヘルニアが発見され、内鼡径ヘルニア[10]、腰ヘルニア、閉鎖孔ヘルニア、坐骨ヘルニアなどが報告された。

一九世紀になると、イギリスの外科医アストリー・クーパーがヘルニアに関する画期的な本を出版し、ヘルニアという言葉の意味をさらに広げた。腹部に限らず内臓が体壁の外にはみ出す病気をヘルニアと呼び、次のように述べている。

本来あるべき体腔から内臓がはみ出すことをヘルニアという。[11] はみ出た内臓は一般に袋の中にあり、この袋はもともと体腔を裏打ちしていた膜からなる。ヘルニアは体の数カ所で起こる。頭蓋骨が欠損すると、脳と脳膜が頭蓋骨の中から外にはみ出し、脳ヘルニアを形成する。肋間筋が不完全な状態にあると、肺と胸膜がはみ出して外に腫瘤をつくり、胸腔臓器のヘルニアを形成する。しかし、もっともよくヘルニアが起こるのは腹腔である。

はみ出た内臓を入れている袋はヘルニア嚢と呼ばれていた。

二〇世紀になると、ヘルニアの語義はさらに拡大した。内臓に限らず何かの中身が外にはみ出す病気もヘルニアというようになった。[12] とくに椎間板の中身が外にはみ出す病気は、一九一一年にイギリスで rupture と呼ばれ、一九三四年にアメリカで herniation と呼ばれた。第二次世界大戦後、椎間板ヘルニア disk herniation という病名が全世界に広まった。現在の日本では、ヘルニアといえば椎間板ヘルニアのことだと考える人が多い。

5 「鼡径ヘルニア」という日本語

ここで鼡径ヘルニアという日本語について説明しておく。この日本語は漢語の「鼡径」と外来語の「ヘルニア」からなっている。

(1)「鼡径」という漢語

鼡径は、ギリシア語でboubon、ラテン語でinguen、オランダ語でlies、英語でgroin、ドイツ語でLeiste、フランス語でaineという。これらのヨーロッパ語の語源については分からない。ここでは鼡径という漢語の由来について考える。

「鼡」はネズミ、「径」は小道を意味する漢字である。しかし、鼡径という熟語になると、「ネズミの小道」ではなく、「足の付け根」という意味になる。ネズミや小道とは関係がない。いったい鼡径という漢語はどこからきたのだろうか。

一説によれば、胎生期に精巣が腹腔から足の付け根を通って陰嚢まで下降する精巣下降という現象〔第5章を参照〕があるので、精巣をネズミにたとえて「ネズミの通る道」という意味で足の付け根を鼡径と呼んだという。

最初はなるほどと感心するが、よく考えるとこの説は怪しい。というのも、精巣下降という現象が広く知られるのは、一八世紀半ばにヨーロッパでこの現象が発見された後だからである。この説が正しければ、この発見が東洋にまで伝わった後に鼡径という漢語がつくられたことになる。しかし、鼡径がそれほど新しい漢語とは思えない。

鼡径はもともと「鼠蹊」と書かれていた。難しい漢字は簡略化するという日本解剖学会の方針[13]により、一九四五年に鼠蹊は「鼠徑」に、一九六二年に鼠徑は鼡径に改められたのである。「蹊」と「徑」と「径」、「鼠」と「鼡」は発音も字義も同じだからである。

このように発音と字義が同じ漢字を相互に代替することはよくあることだが、中国語では発音が同じならば字義の違う漢字でも平気で代替される。たとえば、インターネットでは「鼡渓」を鼡径に代用しているサイトがときどき見受けられる。

鼠蹊と同音の古い中国語を探すと、漢籍に「鼠鼷」と「鼠渓」という漢語がある。ハツカネズミを意味する漢字「鼷」と谷川を意味する漢字「渓」は字義がまったく違うが、鼠鼷と鼠渓は同じ意味である。鼠鼷は『甲乙経《こうおつきょう》』[二七五年]、鼠渓は『医宗金鑑《いそうきんかん》』[一七四二年](14)に出典があり、いずれも「腿の際にある小ネズミのような肉核」を意味していた。

日本では鼠鼷を鼠蹊とも書いた。用例は見いだせなかったが、漢字の代用が日本よりずっと自由な中国でも同じだったに違いない。それゆえ、鼡径という漢語は鼠鼷に由来するといってよいと思う。鼠鼷は鼡径リンパ節を意味していると思われるが、『経脈図説』(15)[一七〇三年]の図では身体の部位を表しているように思われる[図4]。

筆者の知る限り、鼠蹊という漢語が足の付け根という意味に用いられた日本で最古の用例は、蘭和辞書の『訳鍵』[一八一〇年]にある。それまで足の付け根という意味に用いられていた漢語は一八〇五年の『医範提綱《いはんていこう》』にある「腹股合縫《ふっここうほう》」だった。また、「腿夾縫」、「股縫」、「跨縫」なども用いられた。有名な『解体新書』[一七七二年]では「合縫」という漢語が鼡径の意味に用いられている。

ちなみに、鼡径を意味する現代中国語は「腹股溝」と「鼠鼷」である。

「足の付け根」という和語は新しく、『日本国語大辞典』[二〇〇二年]に「足の付け根」という項

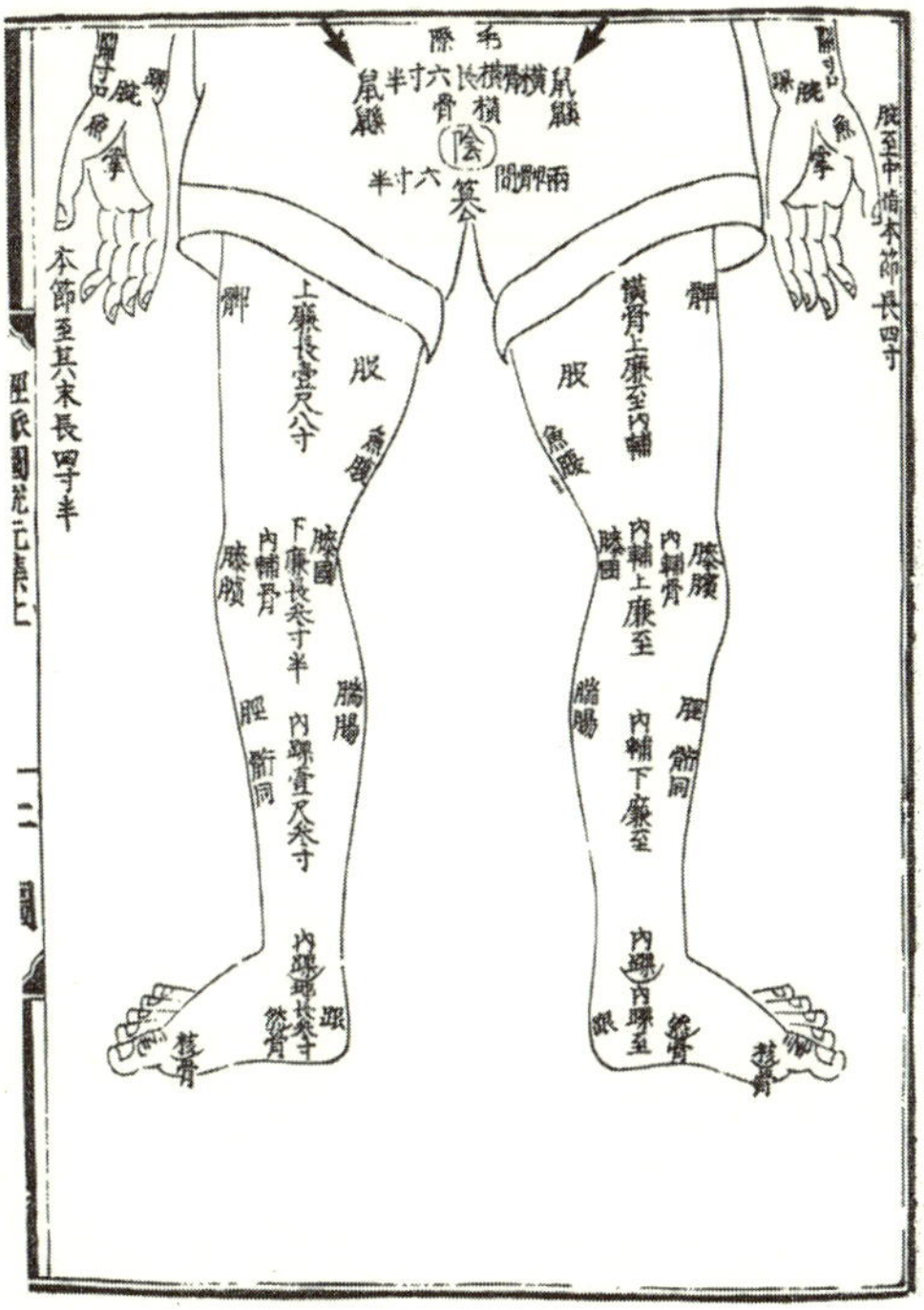

図4　夏井透玄著『経脈図説』元集之上［1703年］の第二図、仰人骨度之図
矢印を付した「鼠蹊」という漢語は、足の付け根という身体の部位を意味しているように思われる

目はまだ立てられていない。江戸時代には「内股《うちもも》」や「犬《いぬ》子所《ごどころ》」、明治時代には「股《もも》根《ね》」や「股の付け根」という和語が用いられていた。

(2)「ヘルニア」という外来語

[16]日本では、西洋医学が普及するまで漢方の病名が用いられ、ヘルニアに相当する病気は「疝気《せんき》」あるいは「癩疝《たいせん》」と呼ばれていた。一七世紀にポルトガル語のhérniaがアルニアと訳されたことがあるが、この外来語が広まることはなかった。

一九世紀の蘭学者は、ヘル

ニアを意味するオランダ語breukを翻訳せず、「貌僂屈」という漢字を当ててブレウクと読んだ。黒船来航から明治半ばには、英語が盛んになり、英語のherniaに「歇児尼亜」という漢字を当ててヘルニアと読んだ。一八二〇年頃に翻訳された百科事典『厚生新編』には、ブレウクの項に次のような注がある。

[17]按ずるに、ブレウクは破裂の義なり……〔陰嚢ヘルニアは〕いわゆる癩疝《たいせん》これなり。かの治療書にこれを解剖した図を見るに、腸下垂して〔陰〕嚢内にあり。その垂下の多少によりて腫張の大小あり。江戸にてタイキンと称し、中国九州にてドベン・トンベン・ドウビンなどと呼ぶ。奥州にてはカイボウと呼ぶなり。

同じ頃、一般市民の間では、鼡径ヘルニアは疝気という漢方の病名で呼ばれていたが、「大《おお》きんたま」という大和言葉の病名も広く用いられていた。しかし、これらの日本語の病名は、陰嚢が腫れるあらゆる病気を意味しており、陰嚢水腫や陰嚢ガンなど、いろいろな病気を含んでいた。鼡径ヘルニアはそのひとつにすぎなかった。

葛飾北斎の有名な『北斎漫画』に「大嚢《おおきんたま》」という字句が添えられた図があるが、これは鼡径ヘルニアではなく[18]象皮病《ぞうひびょう》に起因する陰嚢水腫を描いた図だと考えられている〔図5〕。当時の日本では象皮病が蔓延していたからである。しかし、この「おおきんたま」が鼡径ヘルニアだった可能性

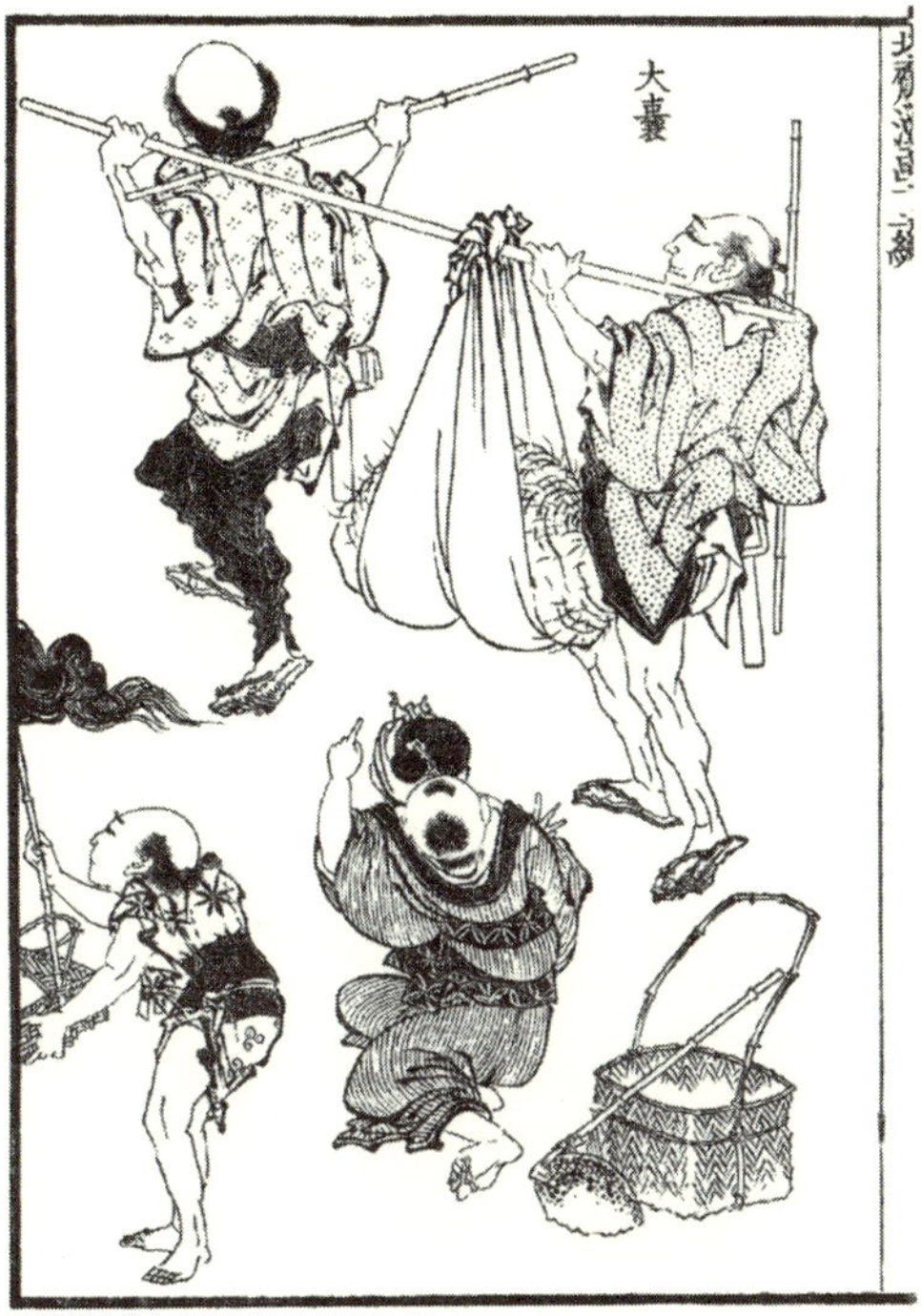

図５　『北斎漫画』全15編［1814-1878年］のうち第12編［1834年］の第８丁裏

もないわけではない。というのは、当時には鼡径ヘルニアと考えられる「おおきんたま」に関する記述も認められるからである。

たとえば、『想山著聞《しょうざんちょもん》奇集』［一八五〇年］によると、戸塚で見せ物にされていたという「おおきんたま」は「朝の四ツ［午前十時頃］頃より八ツ半［午後五時頃］頃までは甚だ大きく、それより夕刻になりては、段々と玉を揉み込んで半分程となし、嚢《ふくろ》に入れて頸にかけて住所へ帰り、又朝出来たりて段々揉み出し、四ツ頃には十分に大きくなせし由」という。この「おおきんたま」はふくらんだり縮んだりしていたので、鼡径ヘルニアだった可能性がきわめて大きい。

「戸塚のおおきんたま」は江戸では知らない人がいないくらい有名だった。十返舎一九の『東海道中膝栗毛・初編』〔一八〇二年〕で、戸塚で宿を断られた弥次さん喜多さんは次のような狂歌を詠んでいる。

泊めざるは　宿を疝気と　知られたり
大金玉の　名ある戸塚に

「大金玉で有名な戸塚というだけあって宿屋をしない気だな」という意味で、疝気という言葉に「せぬ気」という言葉をかけている。

明治時代になると、六年間ドイツに留学した佐藤進がドイツ語Bruchを「脱腸」と翻訳し、著書『外科各論』〔一八八三年〕でこの訳語を披露した。その後、明治政府がドイツ医学を奨励したので、脱腸という病名はしだいに広まっていった。脱腸という病名は、俗語だといわれることが多いが、実は歴とした学術用語なのである。

しかし、田山花袋の『重右衛門の最後』〔一九〇二年〕をみると、この病気は「生まれながらにして、腸の一部が睾丸に下りて居る事で、何うかしてこの大睾丸《おおきんたま》を……」とあり、脱腸という病名は用いられていない。

この『重右衛門の最後』は実話に基づくという。明治後期になっても「おおきんたま」という病名がのさばっていたのである。このことから鼡径ヘルニアという病気が人々にまだよく理解されていなかったことが分かる。

一八九〇年にイタリアの外科医バッシーニが画期的な手術を報告するまで、日本で鼡径ヘルニアの手術が行われることはほとんどなかった。二〇世紀はじめ、この手術が盛んに行われるようになると、鼡径ヘルニアという病気が知れわたり、ヘルニアという片仮名の外来語が広く用いられるようになったのである。

第2章　古代の単径解剖とヘルニア原因説

ヨーロッパには「腹部の何か」が破れるとヘルニアになるという「破裂説」が昔からあった。それゆえ、「破れ」を意味する現代ヨーロッパ語、オランダ語breuk、英語ruptureドイツ語Bruch、フランス語rompure、などにはヘルニアという意味もある。さらに、この「腹部の何か」は腹膜とみなされるようになり、腹膜が破れるとヘルニアになるという考えが一七世紀までの通説だった。本書では、この考えを「腹膜破裂説」と呼ぶことにする。

「腹膜破裂説」は古代ローマのガレノスが唱えたといわれている。しかし、腹膜だけでなく腹筋層も破れなければ、腹壁に穴はできないし、内臓が皮下にはみ出ることはない。腹膜が破れるだけで内臓がはみ出ると考えるほど、ガレノスの解剖知識は貧弱だったのだろうか。

1　古代の解剖知識

病気の原因を知るには人体の解剖知識が必要である。そのことについて西暦一世紀のケルススの著書『医学論』に次のような一節がある。

身体内部に様々の痛みや病気が生じている場合、それらの部位に無知な人は誰もそうした苦痛に対して治療を施すことができない。したがって、死んだ人の体を切開し、その内臓や腸管を仔細に調べることが必要になってくる。彼らのみるところでは、これをもっとも徹底して行ったのはヘロフィロスとエラシストラトスであった。[1]

ヘロフィロスとエラシストラトスが活躍した紀元前三世紀頃まで、人体解剖は行われていなかったと考えられている。

前章で述べたように、紀元前七世紀にはすでに脱腸帯があった。このことからヘルニアの原因は腹部にできた穴か何かだと考えられていたと推測できる。紀元前五世紀末にヒポクラテスも「腹部の破れ」がヘルニアの原因だと考えた。しかし、それ以上のことは分からなかっただろう。その頃は人体解剖が行われていなかったからである。

牧畜を行う古代人は、家畜を解体していたので、動物の解剖に詳しかった。この知識に基づいて人体の解剖を推測していたらしい。古代ギリシア人は動物の身体を器官の寄せ集めと考え、器官と器官の間にある詰め物のような組織を肉と呼んでいた。哲学者プラトン[2]は、神は「まず、腱で骨を相互に結び合わせ、その後に、肉でその全部を覆った」と述べた。また、その肉から体壁と内臓の器官が生じ、残った単なる肉が器官の間を埋めたと述べている。

紀元前四世紀半ばに、プラトンの教え子アリストテレス(3)はいろいろな動物を解剖し、動物の形態や生理だけではなく発生についても観察した。巣径解剖については、精巣が腹部の中にある動物と外の陰嚢の中にある動物とがあり、精巣が陰嚢の中にある動物でも精巣は腹部の中と脈管で直接つながっていることを明らかにしている。

紀元前三世紀になると、エジプトのアレキサンドリアでヘロフィロスとエラシストラトスがはじめてヒトの解剖を行い、人体解剖に関する知識は深まった。しかし、その後、人体を神聖視する宗教に妨げられ、人体解剖は普及しなかった。彼らの著書は散逸し、解剖研究は人体ではなく動物の身体で行われるようになった。

人体解剖が行われなくなって何世紀も後の西暦二世紀、古代の医学知識はガレノスによって集大成された。ガレノスの医学体系は、ヒポクラテスの著作を横糸とし、アリストテレスの著作を縦糸とする織物にたとえられている。ヒポクラテスが「医学の父」ならば、ガレノスも「医学のプリンス」とたたえられる巨人である。ガレノスの教えは中世人に信奉され、一六世紀になるまでの千数百年間、ヨーロッパ医学に君臨し続けた。

2　ケルススの「破裂説」

ヘロフィロスとエラシストラトスの解剖書は失われて残っていないが、ケルススやガレノスはこれを利用してヘルニアの原因を推測したと考えられる。ケルススの『医学論』にあるヘルニアの原因説に関する部分は、次のように翻訳されている。

ときには、何らかの衝撃で、あるいはしばらく息を止めたり重い荷をかついだりで、表面の皮膚は何ともないのに、中の腹膜が破裂してしまうことがある。女性の場合、妊娠によってこのような事態に陥ることがよくある。またとくに腸のあたり〔下腹部〕で起こりやすい。さてこのようになると、その上の肉は軟らかい性質なので、十分に腸を保持できなくなり、皮膚が強く押しつけられ、醜く盛り上がる。[4]

この翻訳によるとケルススが「腹膜破裂説」を唱えたことになる。しかし、ここで「腹膜」と翻訳されたラテン語はmembrana abdominisである。これはそのまま「腹部の膜」と直訳すべきだと思う。というのは、ケルススは腹膜をperitoneumと呼んでいたし、前章で引用した一節で、ヘルニアは「鼠蹊部から始まっていると述べた皮膜が破けたときに」起こると述べているからである。ケルススは「破裂説」を信じたが、「腹膜破裂説」を唱えたとはいえない。

では、「鼠蹊部から始まっていると述べた皮膜」とはどんな膜なのだろうか。前章で引用した一節のすぐ前にあるケルススの説明をみてみよう。

精巣は何か髄に似たものを持っている。すなわち、血液が送られず、いかなる感覚もない。し[4]

かし、それを包んでいる皮膜に衝撃や炎症がおこると痛みがおこる。両側の精巣は鼠蹊部から、ギリシャ人がクレマステルと呼んでいる筋《スジ》によって、それぞれぶら下がっている。［この筋とともに］両側の精巣に一対の静脈と動脈が下りている。そして精巣［および筋と動静脈］は皮膜に包まれているが、その皮膜は薄くて筋っぽくて、血は通っておらず、白く、ギリシャ人たちにエリトロイデスと呼ばれている。

これの上に、さらに強い皮膜があって、内側の膜と最も下の部分で強力に固着している。ギリシャ人たちはダルトスと呼んでいる。さらに多くの薄い膜が静脈と動脈と、前述した筋を包んでいる。そしてまた、二つの皮膜の間にも、上の部分に薄く小さい膜がある。これほどに、両方の精巣には、特別の包みと保護がある。両方の内側すべてに共通なのは、われわれが目にするところの袋状のものである。ギリシャ人はこれをオスケオンと呼んでおり、われわれはスクロトゥムと呼んでいる。これは下の部分では中間の皮膜と軽く付着しているが、上のほうでは単にまわりを囲んでいるだけである。

この下ではさまざまな病気が起こりやすい。それは、鼠蹊部から始まっている……

オスケオンは精巣を被う最外側の皮膜で、ダルトスが「中間の皮膜」「鼠蹊部から始まっていると述べた皮膜」は最内側の皮膜でエリトロイデスのことだと思われる。また、これらのギリシア語を現在の解剖学用語に照らすと、オスケオンは陰嚢、ダルトスは肉様膜、エリトロイデスは内精筋

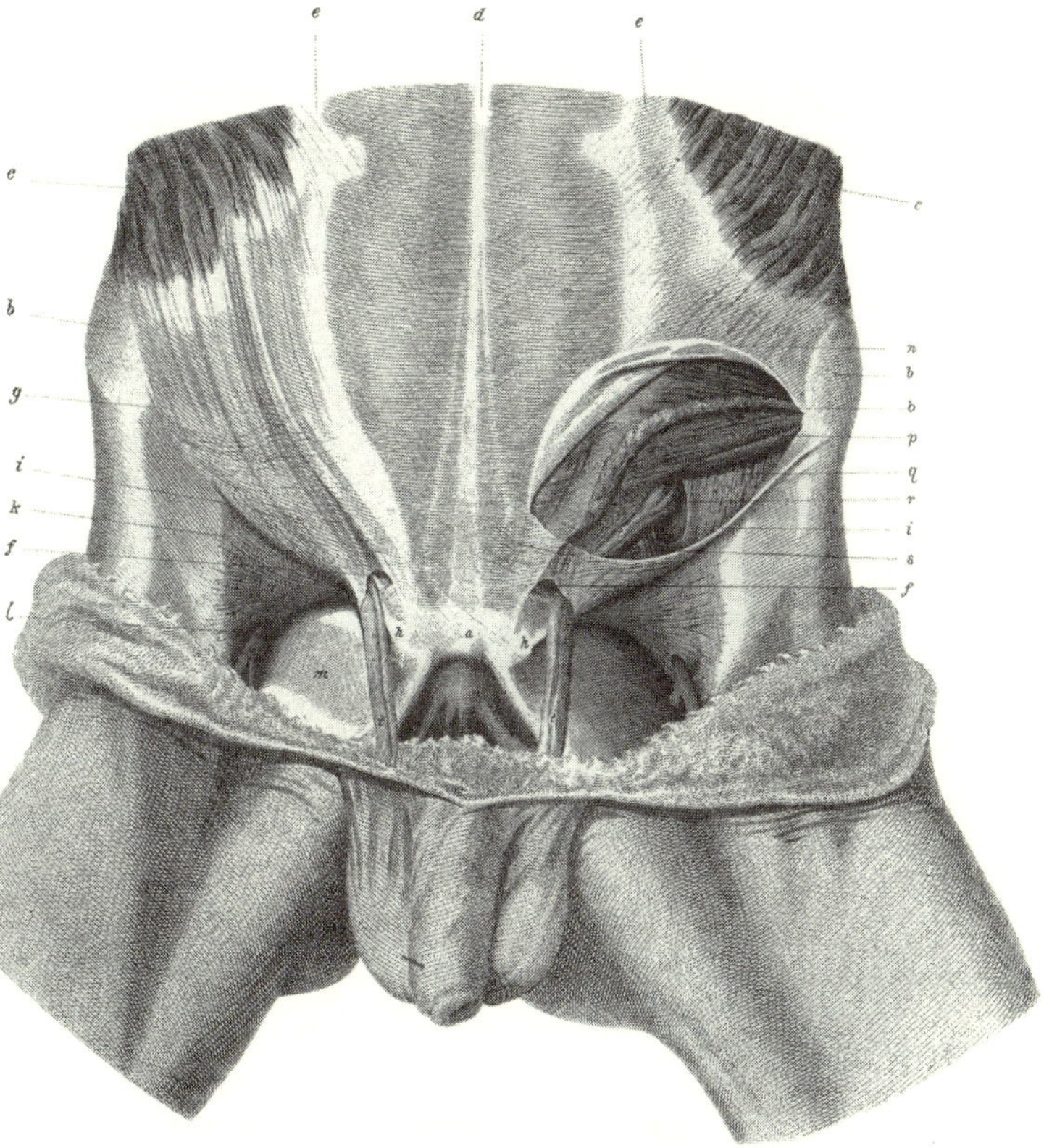

図６　クーパーによる近代的な鼡径解剖図

Cooper A：The Anatomy and Surgical Treatment of Inguinal and Congenital Hernia. London, 1804より引用

精索［tt］がケルススのいうクレマステルに相当し、精索の表面を被っている膜がエリトロイデスに相当する。なお、この図には精巣挙筋が描かれていない［図15を参照］

a. 恥骨結合の部位　b. 上前腸骨突起の部位　c. 外腹斜筋　d. 白線　e. 半月線　f. 外鼡径輪　g. 外腹斜筋の筋膜　h. 恥骨結節の部位　i. 鼡径靱帯　k. 大腿筋膜　l. 大腿静脈　m. 大腿筋膜　n. 外腹斜筋腱膜　o. 内腹斜筋　p. 腹横筋　q. 横筋筋膜　r. 内鼡径輪　s. 腹壁動静脈　tt. 精索

膜、クレマステルは精索に相当すると考えられている［図6］。

エリトロイデスとクレマステルという構造物は、時代によって呼称が違うだけでなく、その概念も少しずつ変化する。これらの構造物は鼡径ヘルニアの歴史を理解する上で重要な鍵となるので、本書ではその呼称と概念の変化を慎重に追跡する［本章の注（4）を参照］。

3　ガレノスの「導管説」

ガレノスはケルススより約一五〇年後に活躍したが、ガレノスの時代にはヒトの死体解剖は許されていなかった。ガレノスは、サルやブタなどの動物の解剖をヒトに当てはめた解剖学を築き、それを基にして古代医学を集大成した。ガレノスの著書は厖大で、失われたものも多いが、一九世紀はじめにドイツのキューンによって「ガレノス全集」全二〇巻にまとめられている。この「全集」はギリシア語のラテン語対訳で、日本語訳はほんの一部しかないので、ガレノスのヘルニア原因説については英訳文献に基づいて検討した。

ガレノスは『病的な腫瘍について』でヘルニアの原因について次のように述べている。

腹膜が傷ついたり破れたりして治らないと、そこに軟らかい腫瘤ができる。それは、鼡径にできればブボノケレと呼ばれ、へそにできればエクソンファロスと呼ばれる。いずれにせよ、腹膜だけでなく腹筋の腱膜にも異常がなければできない。腱膜のことは『解剖手技について』で[5]

すでに述べた。エクソンファロスは横筋〔腹横筋〕の異常だが、ブボノケレは斜筋〔内腹斜筋と外腹斜筋〕の異常で、その腱膜が腹膜といっしょに破れたり拡張したりする。

この記述から、ガレノスのヘルニア原因説が腹膜の「破裂」だけでヘルニアになるというような単純な考えでなかったことは明らかである。ガレノスは腹膜の「破裂」だけでなく腹膜の「拡張」もヘルニアの原因になると主張した。さらに、腹膜だけでなく腹筋にも異常がなければヘルニアは起こらないとはっきりと述べている。また、ガレノスの別の著書『解剖手技について』には、[6]「精巣までの通路に大網がなだれ込むことをヘルニアという」という説明がある。ガレノスは、「精巣までの通路」を「導管」と呼び、次のように述べている。

[7]エンテロケレやエピプロケレでは、腹膜から陰嚢に続く導管が破裂したり、この管が拡張したりすると考えられている。

すなわち、ガレノスのヘルニア原因説は、腹壁に穴ができてヘルニアが起こるという考えではなく、腹壁にもともとある穴を通ってヘルニアが起こるという考えだった。すなわち、健康な人でも腹壁には「導管」というトンネルがあり、この「導管」が破裂したり拡張したりするとヘルニアが起こるという考えだった。また、ガレノスは腹膜と腹筋の両方に異常がなければヘルニアにはならないと考えていたので、「腹膜破裂説」とはいえない。それゆえ、本書ではガレノスのヘルニア原因説を「導管説」と呼ぶことにする。

「導管」[4]は、精管と精巣動静脈を導く「精巣までの通路」で、ケルススのいうクレマステルすなわち現代解剖学の精索に相当すると考えられる。

4 「腹膜破裂説」の誕生

「導管説」はガレノスの解剖知識がなければ理解しがたい。古代の医学はビザンチン帝国とイスラム帝国に継承され、中世後期に西ヨーロッパに伝えられた。しかし、古代の医学書は多くが失われ、ガレノスの解剖知識は忘れかけられていた。そのため、ガレノスの「導管説」は中世初期に単純化され、「腹膜破裂説」になって後世に伝わったと考えられる。

アラブ人がヨーロッパに伝えたヘルニア原因説は、おもにビザンチン帝国のパウロスの著書に基づいていた。パウロスは、七世紀に古代医学を編集して『医学大要』全七巻を書き残し、ヒポクラテスとガレノスを頻繁に引用した。この本の第六巻でヘルニアの原因を次のように説明しているが、「導管」という言葉は用いていない。

エンテロケレ[8]は、腸が陰嚢に墜落するもので、単径の腹膜が破裂したり拡張したりすることによって起こる。私のいう破裂や拡張は、打撃、跳躍、啼泣《ていきゅう》のような強い力によって起こり、とくに身体の弛緩部や脆弱《ぜいじゃく》部に力が加わると起こる。〔破裂と拡張の〕両方に共通の症状は陰嚢の腫脹で、運動、加温、息ごらえなどによって増大する……拡張によるヘルニアに特徴的なのは、急にではなく徐々に出現し、ときどきありふれた原因で起こり、腫脹が深部にあるように見え、はみ出た腸は腹膜に囲まれているという症状である。破裂によるヘルニアの特徴は急に出現することで、外力によってのみ起こる。腸が腹膜を破って出てくるので、腫脹はきわめて大きく、〔腸が〕皮膚のすぐ下にあるように見える。

パウロスは、「導管」の破裂や拡張を「腹膜」の破裂や拡張と言い換え、腹筋の異常を「弛緩部や脆弱部」と表現した。さらに、「腹膜の破裂」によるヘルニアは急に出現し、「腹膜の拡張」によるヘルニアは徐々に起こると説明した。これらのことがガレノスのヘルニア原因説の単純化をまねいたと思われる。というのは、陰嚢ヘルニアより鼠径ヘルニアのほうが多く、鼠径ヘルニアは急に起こることが多かったからである。すなわち、徐々に起こるヘルニアより急に起こるヘルニアが多いので、多くのヘルニアは「腹膜の破裂」によって起こると信じられるようになった。これが「腹膜破裂説」のはじまりと考えられる。

5　古代と中世のヘルニア治療

昔のヘルニア治療は、以上のヘルニア原因説に基づいており、こどもでも成人でもまったく同じだった。こどものときヘルニアになった成人の患者がたくさんいたので、こどものヘルニアも成人のヘルニアも同じ病気と考えるのが自然だったのである。

古代や中世では、手術治療より脱腸帯による治療が勧められた。というのも、「破裂説」にせよ「腹膜破裂説」にせよ、ヘルニアの原因は何かの「破裂」と考えられていたが、「破裂」はキズであり、キズは自然に治ることが期待できたからである。

(1) ケルススのヘルニア治療

ケルススは脱腸帯による治療について次のように述べた。

少年で、腸が少し下がっている患者には、メスの前に包帯術を試すべきである。このためには、紐を用意し、その端に布切れで作った球を縫い付け、腸を押し戻すためにその場所の下に当てがうようにする。次に、紐の残りの部分をしっかりと巻きつける。こうした状態で、しばしば腸が中に押し込められて、皮膜が互いに膠着することがある。(4)

脱腸帯を着用するには、はみ出た内臓を押しもどしておかなければならない。しかし、内臓を腹腔にもどすこと〔これを整復という〕ができないことがあった。このようなヘルニアは、致命的な腸閉塞になり、多くの患者が死亡した。そのため、整復できないヘルニアは死の病として怖れられ、(9)

後に嵌頓《かんとん》ヘルニアと呼ばれるようになった。

ヘルニアが腹壁の穴に嵌《はま》り込む［これを嵌頓という］と、手術する以外に有効な治療法はなかった。しかし、致命的な病気に手は出さないのが古代の医者の流儀だったので、ケルススは嵌頓ヘルニアに手術を勧めなかった。ケルススは整復できるヘルニアに手術を勧めた。ヘルニアが脱腸帯で治ることは少なく、嵌頓する危険がつねにあったからである。

ケルススのヘルニア手術は「破裂」してできた腹壁の穴を閉じることを目的とした。しかし、縫い閉じるのではなく、腹壁の穴のところで「中間の皮膜」(10)と皮膚の一部を切り取り、切り取った跡にできる堅い瘢痕《はんこん》組織によって腹壁の穴をふさいだ。

現代人なら穴を縫い閉じるが、古代人は結紮《けっさつ》や縫合をできるだけ避けた。糸などの異物を体内に残すと、化膿が必発したからである。糸を残さざるを得ないときは、糸の端を長くして手術創の外に垂らし、化膿した後で引き抜くか自然に脱落するのを待った。

(2)パウロスの手術

ガレノスやパウロスは、腹膜の「破裂」だけでなく「拡張」もヘルニアの原因になると考えていた。パウロスがいうように、「拡張」によるヘルニアでは、はみ出た内臓は腹膜に包まれる。この腹膜の袋をヘルニア嚢というが、一八世紀になるまでヘルニア嚢という言葉はなかった［第4章を参照］。パウロスはヘルニア嚢を単に「拡張した腹膜」と呼んだが、これはガレノスの「拡張した導管」と同じ意味だと思われる。

パウロスは、嵌頓ヘルニアに言及せず、ケルススと同じように整復できるヘルニアに手術を勧めた。パウロスのヘルニア手術は、腹壁の穴を閉じることではなく、ヘルニア嚢［ガレノスの導管］を結紮して切除することだった。しかし、当時はヘルニア嚢だけを結紮する方法が知られていなかった。精巣脈管もヘルニア嚢といっしょに結紮したので、必然的に精巣も切除された。すなわち、パウロスの手術は家畜の去勢術に似ていた。このパウロスの手術については、一四世紀にイタリアのモンディーノが著書『アナトミア』[11]で下記のように説明している［引用文中のディディムスはガレノスの導管つまりヘルニア嚢のことである。中世のアラブ人やヨーロッパ人は導管をディディムスdidymusと呼んでいた］。

[12]腸のヘルニアが膏薬と包帯で治らなければ、外科的な手段で治療するとよい。その方法を諸君に説明する。まず、患者を背臥位にし、腸をもとにもどしなさい。次に、精巣をできるだけ上方に引っ張り、恥骨のすぐ上に印を付ける。この印のところで切開しなさい。切開［の位置］は高すぎても低すぎてもいけない。高すぎると腹壁を貫いて腸も刺してしまい、低すぎると治癒後の傷に醜い塊が残るからである。正確に印のところで切開しなければならない。ある人たちは、ナイフを素早く用い、ディディムスと精巣の周囲を陰嚢から剥離する。その後、これを上方で結紮し、ディディムスと精巣脈管を精巣といっしょに切除する。一方、ディディムスだけを剥離し、精巣は剥離しない人たちもいる。この人たちは、ディディムスを縫い縮め、ディ

ディムスを切除せず強力な収斂剤《しゅうれん》を用いる。また、切開したところに腐食剤を用い、そこの皮膚を焼いて破壊する方法もある。昇華砒素で患部を焼いて腐食し、潰瘍を作って収縮させ、最後にディディムスの腐敗した部分を切除すれば［ヘルニアは］治るだろう。

パウロスの手術は精巣を犠牲にしただけでなく、麻酔法も消毒法もなかったので手術死亡率が高かった。医師の免許制度は中世末期に現れるが、免許のある正規の外科医は危険な手術をほとんど行わなかった。しかし、中世や近代にパウロスのヘルニア手術が行われていたことは確かで、クワック(13)と呼ばれる無免許医がこの手術を行っていた。

(3) 焼灼療法

ケルススは焼灼療法にも言及し、パウロスは焼灼療法を好む医者が多いと述べた。焼灼療法は、ケルススの手術と原理が同じで、焼きごてか腐食剤で鼡径部を焼きつぶし、堅い瘢痕《はんこん》をつくった。腐食剤には煉金術で発見されたいろいろな薬剤が用いられた。一〇世紀末、アラブのアルブカシスは焼灼療法を次のように説明している。

(14)患者を一日禁食にし、下剤を用いて腸を空虚にする。仰向けに寝かせ、腸や大網が出てくるまで息をこらえさせる。それを指でもどし、ヘルニアより下で恥骨より上のところで上に開いた半円を描く。次に、この形をした焼きごてを加熱する。焼きごてが白熱して火花が出たら、腸や大網を腹腔にもどし、腸が出てこないように助手は手でその上を押さえる。まず患者の足を広げ、腰の下に枕を置く。別の助手は患者の足の上に座り、もうひとりは胸の上に座って腕を押さえる。焼きごてを印のところに押し当て、上方に向けて骨に達するまで押さえる。一回で骨に届かなければ、もう一度焼きごてを押し当てる。焼灼する間に腸が出てこないように十分に注意しなければならない。腸を焼けば、死に至ったり、患者が重傷を負うからである。焼きごてが骨に届かなければ、手術は成功しないと覚悟しなければならない。

アルブカシスは瘢痕を恥骨に固着させる必要性を強調した。それゆえ、恥骨に届くまで深く焼灼し、患者に術後四〇日間のベッド上安静を命じた。この焼灼療法では、精管や精巣動静脈が損傷され、パウロスの手術と同じように精巣が犠牲になった。

中世ヨーロッパでは、一三世紀のイタリアのテオドリックやブルーノがアルブカシスを字句通りに引用し、一四世紀のギー・ド・ショリアックは焼灼療法を好んだ。ショリアックはモンディーノの孫弟子に当たるフランスの外科医で、その教えは一六世紀のフランスにアンブロワーズ・パレが現れるまでヨーロッパ外科の最高峰だった。

第3章　鼡径解剖の発展

前述したように、ガレノスの解剖知識は決して貧弱ではなかったが、ヒトではなくサルやブタなどの動物の解剖に基づいていた。しかし、中世にはガレノスが解剖したのはヒトだと信じられ、その誤解は一六世紀になるまで続いた。鼡径ヘルニアの解剖研究が行われるのは、さらに二百年後のことで、病気を調べる病理解剖が誕生してからである。

本章では、ガレノスから一八世紀までの鼡径解剖の発展について概説する。

1　ガレノスの鼡径解剖［図7］

ガレノスは、導管の破裂や拡張がヘルニアの原因だと述べ、この導管はもともと腹壁にある正常な構造物だと説明した。また、この構造物は腹膜の続きだと述べているので、導管について述べる前に、まず腹膜に関するガレノスの考えを説明する。

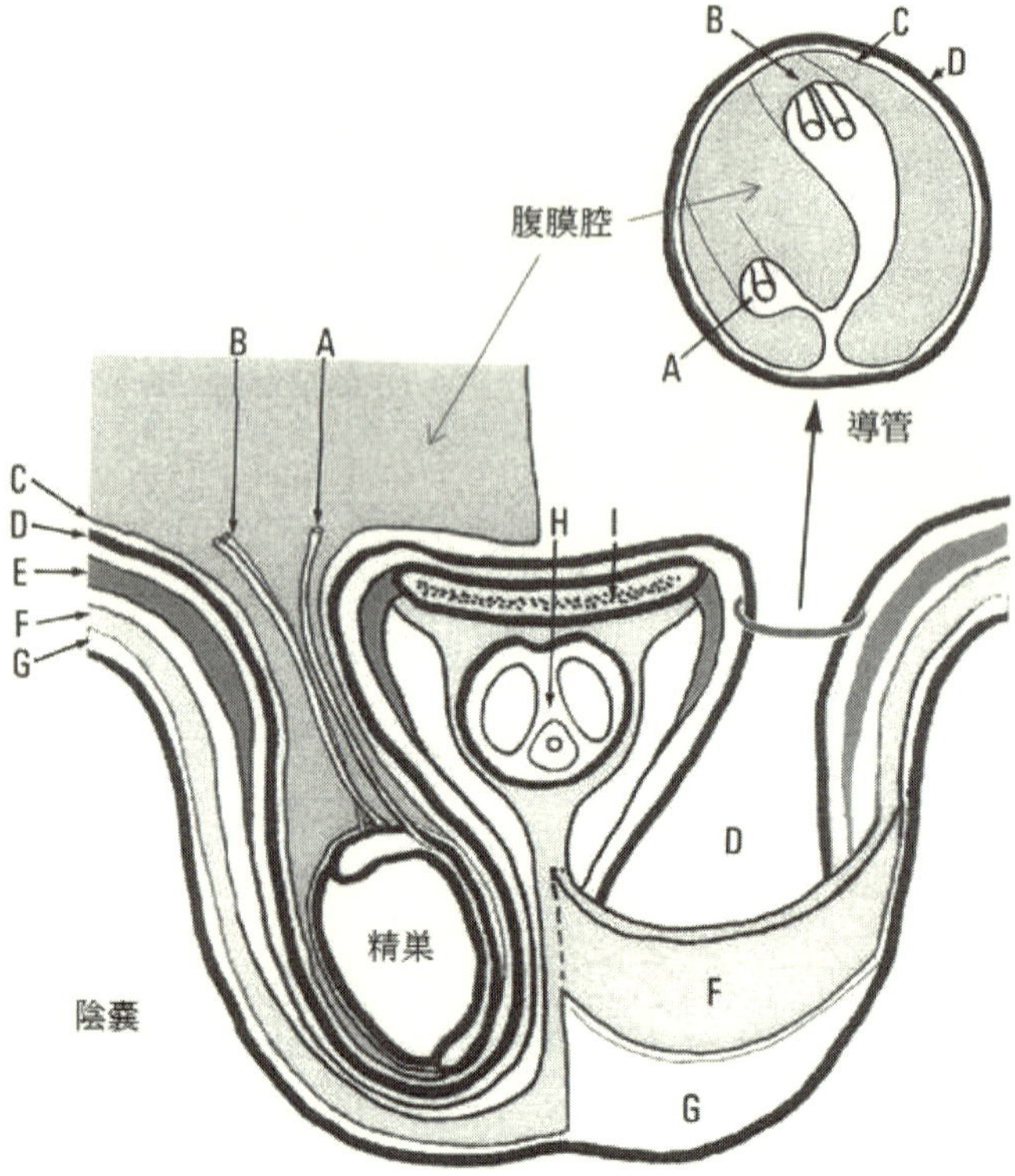

図７　古代の陰嚢模式図［サルの解剖に基づいて筆者が作成］
A. 精管　B. 精巣動静脈　C. 腹膜［内腹膜の続き］　D. エリトロイデスまたは導管［外腹膜の続き］　E. 精巣挙筋の層　F. ダルトス　G. オスケオン［陰嚢皮膚］　H. 陰茎　I. 恥骨
DとEとの間は、癒着がほとんどないので、簡単に剥離できる。家畜の去勢術では、Dに包まれた精索を結紮切断する

(1)腹膜の重複性 diplon peritonion［希］、duplicatura peritonaei［羅］

現在の考えでは、腹膜は一枚の膜である。しかし、驚くことに、ガレノスは腹膜が二枚の膜からなると考えていた。さらに、あらゆる内臓がこの二枚の膜の間にはさまれて存在し、サンドイッチのようになっていると考えていた。

腹膜が二枚の膜からなるのは、サルもヒトも同じで、これを腹膜の重複性という。一七三〇年にイギリスの解剖医ジェイムズ・ダグラスは、腹膜の解剖について次のように述べている［この記述に登場する人物はガレノス以外すべて一六世紀の人々である］。

[1]ガレノスは腹膜の重複性を既知のこととして何度か著作に明記した。そして、彼が挙げた腹部の内臓は二枚の膜の間にあると考えていた。フェルネルは、このガレノスの考えに新知見を加えた最初の人で、腹膜は全体が二枚の膜からなるが、二枚が密着して一枚に見える部位もあると述べた。ヴェサリウスがその偉大な著作で腹膜が二枚の膜からなると述べていないことは確かである。しかし、腹膜の重複性を知らなかったわけではなく、これを否定したわけでもなかった。それは、内臓の位置に関する記述から明らかであり、この問題に沈黙する彼を批判したファロッピオへの返答からも分かる。ステファヌスは腹膜の重複性を否定する人もいると述べたが、その人の名前も否定した理由も述べていない。彼自身は重複性に賛成で、腹腔内の臓器に腹膜が被膜を出すことがおもな原因だと考えていた。コロンボは、臍より下では重複という

にふさわしく腹膜は二枚だが、臍より上では一枚だと述べ、腹膜の重複性は自分が発見したと主張した。パレはコロンボより解剖の歴史にうとかったので［それを信じ］、腹膜の重複性が知られるようになったのは最近だと述べた。

腹膜の重複性という考えは、一八世紀末頃まで欧米で支持され、江戸時代に日本にも伝わった。一七七四年の『解体新書』は「腹膜は薄くてなめらかな二重の膜である」と説明し、一八〇五年の『医範提綱』は腹膜が内腹膜と外腹膜という二枚の膜からなると述べている。

この考えは今やまったく忘れ去られ、現在の解剖書は内腹膜だけを腹膜と呼び、[1]外腹膜を漿膜《しょうまく》下組織とみなしている。しかし、腹膜の重複性という考えは鼡径解剖の歴史に頻繁に現れる。それゆえ、本書では『医範提綱』の用語を借り、腹膜の漿膜下組織を外腹膜と呼び、現在の腹膜［漿膜］は必要に応じて内腹膜と呼ぶことにする。

(2) 導管 poros［希］、meatus［羅］

ガレノスは、導管を腹膜の続きからなる構造物で、精管と精巣動静脈を精巣に導く管だと説明した。また、[2]腹膜と精巣との関係は心膜と心臓との関係に似ていると述べ、腹膜と精巣脈管との関係について次のように説明している。

精巣[2]に向かう動脈と静脈は、側腹部で直腸から離れ、鼡径部に向かって前方に立ち上がる。この精巣血管とともに腹膜が伸び、両側の精巣血管が腹膜を貫くところまで、精巣血管を被って伴走する。というのは、精巣血管に伴走する腹膜のふくらみが長く、大きな腹膜嚢をここで貫くからである。精巣まで下降する管〔導管〕は、下腹部の大きな腹膜嚢から出た小さなふくらみである。しかし、精巣の動脈と静脈を包む腹膜のふくらみは、腰部の大きな腹膜嚢から出たものではなく、〔導管の壁から出て〕精巣血管に伴走して導管の中を下降する。それゆえ、ここでは腹膜のふくらみが二重になる。ひとつは中に血管のない管を形成し、もうひとつは精巣血管を包んでいるが管にはなっていない。

この説明によれば、導管は腹膜嚢から分岐したふくらみで中空の管である。しかも、その中にもうひとつの管があり、この管は完全な管ではないという。分かりにくい説明だが、腹膜の重複性を考慮すれば、この説明は次のように解釈できる。

導管の壁は外腹膜と内腹膜の続きからなり、導管と精巣脈管との関係は大きな腹膜嚢と腸との関係と同じである。腸や精巣脈管を包む内腹膜は、腹膜嚢や導管の壁を裏打ちする内腹膜に続いている。すなわち、導管の壁から垂れ下がる内腹膜のシワの中を精巣脈管が通っているので、内腹膜は精巣脈管の全周を被うわけではない。外腹膜の続きは「血管のない管を形成」するが、内腹膜の続きは完全な「管にはなっていない」のである。

中空の導管は、下等な哺乳動物で観察され、ヒトなどの高等な霊長類にはみられない。導管に相当する器官すなわち精巣脈管を精巣に導く構造物は、ヒトでは中空ではなく充実性の索状物なので、現代の人体解剖学では「精索」と呼ばれている［図6］。

(3) 腹筋と精巣挙筋

ガレノスによる腹筋の説明は明快である。サルでは左右対称な四組の腹筋がヒトよりはっきり識別できるからである。ガレノスによれば、前腹壁を上下に走る一組の直筋と側腹壁に広がる三組の平たい筋肉がある。平たい筋肉は三層に重なり、筋肉線維が斜走する浅層の斜筋、これに交錯して斜走する深層の斜筋、横走する最深層の横筋からなる。

これらはヒトの腹筋にほぼ対応する。現在の解剖学用語に照らすと、直筋は腹直筋、浅層の斜筋は外腹斜筋、深層の斜筋は内腹斜筋、横筋は腹横筋に相当する［図6］。

ガレノスは精巣挙筋を発見してクレマステル(3)と名付けた。ガレノスによれば、精巣挙筋には恥骨から起こるものと深層の斜筋から起こるものとがあり、それぞれ導管の周囲を下って精巣に停止するので、左右に二つずつ全部で四つの精巣挙筋がある。しかし、現在の考えでは、精巣挙筋は内腹斜筋から起こり、精索の上でUターンして恥骨に停止するので、ループ状の精巣挙筋が左右に一つずつ全部で二つあるにすぎない［第6章を参照］。

(4) 鼡径靱帯と外鼡径輪

近代の解剖書によれば、外腹斜筋の下部は腱膜［外腹斜筋腱膜］になり、腱膜の下端は丈夫な靱帯《じんたい》［鼡径靭帯］を形成し、そのすぐ上に精索の通る穴［外鼡径輪］がある［図6］。

ガレノスの考えによれば、腹筋層に導管の通る穴があるはずである。しかし、ガレノスの解剖書には、外鼡径輪に関する明確な記述がなく、鼡径靱帯に関する記述もない。『解剖手技について』には、深層の斜筋［内腹斜筋］は精巣挙筋、浅層の斜筋［外腹斜筋］は腱膜になり、導管の上を被っているという説明があるだけである。

ヒト以外の動物では、鼡径靱帯も外鼡径輪もはっきりとは識別できない。ガレノスは人体を解剖しなかったので、これらの構造物を知らなかったに違いない。鼡径靱帯と外鼡径輪は、人体解剖が復活したルネッサンス時代にはじめて発見された。

2　ルネッサンス時代

中世ヨーロッパでは、ガレノスの教えは金科玉条とされ、ガレノスの解剖学に異を唱える者はきびしく排斥された。そのため、ガレノスの解剖知識がヒトの解剖と違うことは、人体解剖が普及するルネッサンス時代まで指摘されなかった。

中世後期には、ヨーロッパ各地に大学が生まれ、イタリアの大学で人体解剖が再び行われるようになった。一四世紀はじめ、イタリアのボローニャ大学でモンディーノが人体解剖を行った。彼が出版した著書『アナトミア』の影響は大きく、一五、六世紀にはヨーロッパ各国で人体解剖が行われるようになった。しかし、当時の人体解剖は、実際の解剖を身分の低い者に行わせ、学者がガレノスの説明を再確認するだけのことが多かった。解剖を行うことは卑しい仕事とされ、ガレノスの教えは絶対視されていたからである。

一五四三年にパドヴァ大学の解剖学教授ヴェサリウスは、人体をみずから解剖して観察したことを『人体の構造に関する七巻』[5]という本に著し、ガレノスの解剖学を二〇〇カ所以上も修正した。ヴェサリウスは弱冠二八歳で、千年以上にもおよぶガレノスの権威を打ち破り、医学の基礎である解剖学を一変したのである。これが契機となって医学全体が急速に発展したので、近代医学はこの本の出版とともにはじまったといわれている。

しかし、鼡径解剖については、ヴェサリウスはガレノスの導管を腹膜突起と言い換えただけで、ガレノスの知識を正すことはなかった。

(1)ヴェサリウスの腹膜突起

中世の外科医はガレノスの導管をディディムスと呼んだが、ヴェサリウスはこれを腹膜突起と呼び換え、次のように述べている。

精巣の[6]［二枚の被膜のうち］外側の被膜は、精巣とその血管を被い、大きな腹膜嚢とつながるところまで被っている。これは薄いが強靱な膜で、静脈に富んでいる。この被膜が腹膜から出るところは、精巣動静脈と精巣から精液を運び上げる管が大きな腹膜嚢から鼡径と精巣に向かいはじめるところである。それゆえ、この被膜は腹膜の一部か腹膜突起とみなしてよい。陰嚢が皮膚に由来するのと同じように、この被膜は腹膜に由来する。

このヴェサリウスの腹膜突起がガレノスの導管と同じ構造物であることは、ヴェサリウスがギリシア人は精巣の外側の被膜をエリトロイデス[2]と呼んでいると述べたことから裏付けられる。ヴェサリウスはさらに腹膜突起を次のように説明した。

男性[6]では女性と異なり、鼡径の腹膜には両側の精管を通す開口部がある。いわばここで穴が開いたようになり、両側の精巣に被膜を与え、精巣と精管を保護する被いを提供している。

この説明から、ガレノスが導管を中空の管と考えていたように、ヴェサリウスも腹膜突起を中空の構造物と考えていたことが分かる。それゆえ、腹膜突起も二枚の膜［外腹膜と内腹膜の続き］からなる管状の構造物である。この腹膜突起という用語は、導管やディディムスという用語に取って代わり、広く用いられた。

人体解剖が普及すると、ヒトの腹膜突起が中空ではないことに気づく学者が現れた。[7]一五五四年にフランスの病理学者フェルネルは、ヒトに中空の腹膜突起〔導管〕はないと報告し、精巣脈管は外腹膜だけからなる管の中を通ると説明した。しかし、当初この報告はまったく無視され、注目されたのは百年以上も後のことだった。

(2) ファロッピオの発見

鼡径解剖に関するガレノスの誤りを修正したのは、ヴェサリウスに私淑してパドヴァ大学の教授になったファロッピオだった。ファロッピオは肺結核のために夭逝したが、一五六一年に『解剖学的観察』(8)を著した。この本は図がまったくないが、腹壁解剖に関する三つの新発見を報告した。すなわち、錐体筋、鼡径靭帯、外鼡径輪の発見である。外腹斜筋の下端を「靭帯」と呼んだのはファロッピオが最初で、外鼡径輪をはじめて報告したのもファロッピオである。

①錐体筋

ファロッピオは、ガレノスが記載した四組の腹筋のほかに、錐体筋を発見した。錐体筋は、腹直筋の恥骨停止部の前にある小さな三角形の筋肉で、腹直筋を補助する作用がある。しかし、鼡径ヘルニアとはほとんど関係ないのでこれ以上は言及しない。

②鼡径靭帯

ヴェサリウスは外腹斜筋の下端が骨のようになっていると報告した。ファロッピオはもっと正確に靭帯のようになっていると述べ、これを大腿弓と呼んだ。腸骨と恥骨の間で弓の弦のようにピンと張っているからである。

一般に、筋肉が骨に付着するところ、つまり筋肉と骨とのつながりは白く光る丈夫な線維組織からなり、この線維組織を腱という。同じ線維組織でも骨と骨とを連結すれば靱帯と呼ばれる。外腹斜筋の下端は、膜状の腱で、腸骨と恥骨を連結する靱帯にもなっている。

ファロッピオが報告した後、大腿弓のことはまったく忘れ去られてしまった。一七〇五年にフランスの外科医プパールが同じ構造物を靱帯と呼んで報告したとき、ファロッピオの報告を知らない人々がプパールの報告に注目し、この靱帯をプパール靱帯[9]と呼ぶようになった。その後ほかにもいろいろな名前で呼ばれたが、現在は一七三二年にフランスの解剖医ウィンスローが用いた鼡径靱帯という用語が広く用いられている。

③腹輪［図8］

ファロッピオは、三層の平たい腹筋の各々には鼡径靱帯の近くに穴があり、三つの穴が全体でひとつの腹筋の管[10]を形成すると説明した。これは腹膜突起が通る腹壁のトンネルで、やがて腹筋の輪という意味で腹輪と呼ばれるようになった。この腹輪は現在の鼡径管に相当し、三つの穴のうち外腹斜筋の穴が現在の外鼡径輪に相当する。

ファロッピオの考えは一七世紀末まで引き継がれ、一六九〇年にフランスの外科医ディオニスはこの腹壁のトンネルを次のように説明している。

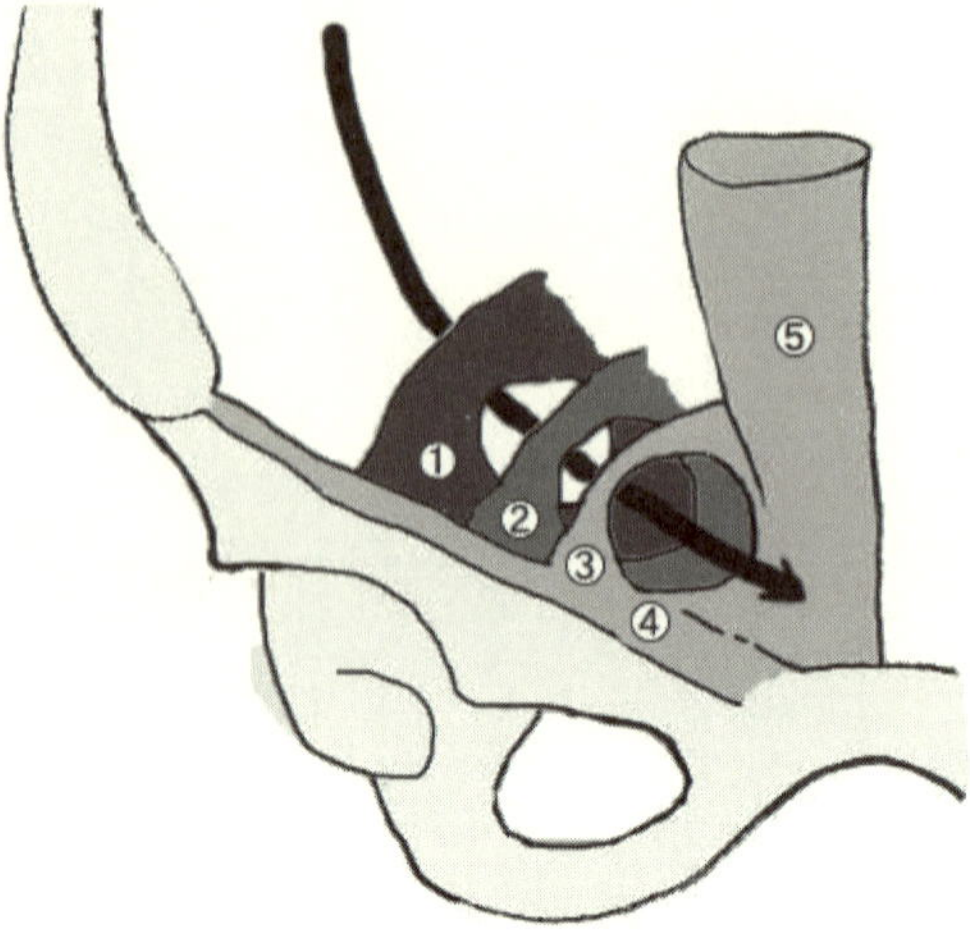

図８　ファロッピオの腹輪
①腹横筋　②内腹斜筋　③外腹斜筋　④鼡径靱帯　⑤腹直筋

この[11]三つの腹筋［の下端］には腱ではなく腱膜がある……これらの腱膜にある三つの穴はよくできていて、注目に値する。横筋の穴はもっとも上方にあり、内斜筋の穴はそれより一横指下にある。外斜筋の穴はもっと下にある。それゆえ、三つの穴は重なっていない。それぞれの穴はほかの筋肉の腱膜に被われ、内臓が外にはみ出すのを妨げている。

三つの腹筋の穴は少しずつずれて重なるので、三つの穴は腹壁を斜めに通るトンネルを形成し、逆《ぎゃく》止弁《しべん》としてヘルニア防御機構［ヘルニアを防ぐ仕組み］になっているというのである。

軟らかい壁を斜めに貫くトンネルに逆止弁の作用があることは昔から知られていた。古代のガレノスは、膀胱壁を斜めに貫く尿管口が逆止弁になっており、精巣脈管も腹壁を斜めに貫いていると述べている。ファロッピオはこのガレノスの考えを参考にしたと思われる。

3　一七、一八世紀

一六世紀までの解剖では、人体の詳しい観察は困難だった。死体は数日間で腐るので、解剖を早く終わらせなくてはならなかったからである。しかし、一七、一八世紀になると、防腐保存法が発展し、人体をじっくり観察できるようになり、鼡径の解剖は詳しく研究されるようになった。さらに、顕微鏡を用いた解剖研究が進み、解剖概念に大きな変化が起きた。とくに、腹膜、腹膜突起、腹輪の三つの構造物の概念が変化したことは重要である。

(1) 腹　膜

顕微鏡を用いた研究は一七世紀後半に発展し、植物体の構造がセル cell〔蜂窩〕からなっていることが発見され、イタリアのマルピーギはセルが動物体のあちこちにもあることを明らかにした。[12] さらにオランダのライスは、外腹膜がセル状物質 substantia cellulosa からなると報告し、外腹膜は膜ではないと述べた。[11] また、一六九〇年にはフランスのディオニスが「腹膜は二重の膜ではない」と主張した。ダグラスによれば、外腹膜が膜ではないことをもっとも的確に報告したのはパリ大学の解剖学教授ウィンスローで、腹膜について次のように述べたという。

いわゆる腹膜の内層[12]〔内腹膜〕は、腹部の中にある体腔と内臓に接しており、腹膜という名前に値する。しかし、腹膜の外層〔外腹膜〕はセル状の線維物質にすぎず、身体の部位によって厚さと固さが異なり、その役割は腹膜の外面を隣接する筋肉や骨につなげることで、表地と裏地の間にある詰め物のように真の腹膜と筋骨との間に介在する。これは真の腹膜と筋骨との間のあらゆるところにあり、そのセルは脂肪を含んでいることが多い。しかし、筋肉と骨から腹膜を剥がすと、このセル状物質が引き伸ばされて〔脂肪がなくなり〕均質な膜のように見えるので、粗忽者はだまされる。精巣脈管や子宮円索の鞘はこの物質の一部分である。

ウィンスローの主張は、膜を布、セル状物質をフェルトにたとえれば分かりやすい。布は整然とした編み物で、フェルトは線維塊を圧縮して隙間の空気を排除したものである。それゆえ、フェルトは布に見えても布ではない。同じように、外腹膜は脂肪を失ったセル状物質なので、膜のように見えても膜ではないとウィンスローは主張したのである。

現在の膜[13]の概念は一八世紀末に確立し、内腹膜と外腹膜は明確に区別され、内腹膜は「漿膜」のひとつとみなされるようになった。また、「線維膜」の概念も生まれたが、どういうわけか外腹膜が線維膜として認められることはなかった〔第6章を参照〕。

(2) 腹膜突起――精索

一七世紀末になると、鼡径部の腹膜に穴はないというフェルネルの考えを支持する報告[14]が現れはじめ、腹膜突起は中空の管ではなくヒモ状の構造物であることが明確になった。そのためか、腹膜[15]突起は鞘状突起《しょうじょう》processus vaginalisと呼ばれるようになった。

一七三二年にウィンスローは、このヒモ状の構造物を「精索cordon spermatique」と呼び、次のように説明している。なお、このフランス語はspermatic cordと英訳され、鞘状突起という用語よりも広く用いられるようになった。この「精索」という構造物の概念は、ウィンスローの説明によって確立したと考えられる。

精巣血管・精管とその被いからなる索状物を精索という。この被いは外側が内側より平滑で、「精[16]索の」鞘とみなされている。内側の物質はセル状で脈管同士をつなぎ、外側の物質がこれらの被いを形成している……精巣の被いは、一般に被膜と呼ばれ、全部で三枚ある。精巣挙筋と呼ばれる膜状の筋肉、鞘膜《しょうまく》、白膜である。最初の二枚は精巣だけでなく精索にもあり、第三の被膜は精巣だけにある……鞘膜は精索の鞘の続きで、この鞘は精巣に近づくにつれて拡張し、二つのカプセルを形成する。一方はもう一方の中にあり、外側のカプセルは底部で幅がもっとも広い。両者の間には空間があり、精巣は二つのカプセルの中にある。

ウィンスローは「これら〔精巣脈管〕はセル状の腹膜突起の中に入り、腹膜突起がこれらの鞘になっている」とも述べている。ウィンスローは精索の鞘を外腹膜の続きとみなしていたのである。それゆえ、精索の鞘を単に「鞘」と呼び、決して「鞘膜」とは呼ばなかった。この鞘に続いている外腹膜を「膜」とは認めていなかったからである。

しかし、精索の鞘は膜とみなされることが多く、精索鞘膜 tunica vaginalis of the spermatic cord と呼ばれるようになり、精巣の鞘は精巣鞘膜 tunica vaginalis of the testis と呼ばれて区別されるようになった〔第1章の注(2)を参照〕。また、[17] 精索鞘膜は総鞘膜とも呼ばれた。

(3) 腹輪

一七二三年[18]にフランスの外科医ガランジョは「精巣脈管は腹横筋の中ではなく下を通る」ことを解剖で何度か観察したと述べている。また、一七五二年[19]にドイツの外科医ハイスターは「腹横筋に穴はなく、精巣脈管は腹横筋の下をくぐる」と述べた。さらに、一七六三年にイギリスの外科医ポットは『ヘルニア論』第二版で次のように述べた。

一般[17]に腹筋の輪と呼ばれているため、勘違いする外科医が多い。腹筋という言葉が不適切だからである。外科医は、外腹斜筋の輪を開けば、次に内腹斜筋の輪、その次には腹横筋の輪がみつかると考えている。三つの輪をすべて開かなければ腹腔には到達しないと思っているに違いない。したがって、もっとも重要な課題はこの誤りを正すことである。高名な偉人たちがこの問題についてどう言おうとも、開口部があるのは外腹斜筋だけだということをすべての外科医に教えることである。

ポットは、内腹斜筋と腹横筋の筋肉線維に精索を通す穴はなく、精索はこれらの筋肉線維の下を通っていると述べた。すなわち、腹輪は腹筋の筋肉線維の中を通るトンネルではなく、外腹斜筋の腱膜にある穴にすぎないと主張した。それゆえ、外腹斜筋の穴だけが腹輪と呼ばれるようになり、一九世紀に腹輪は外鼡径輪と呼ばれ、現在に至っている。

要するに、ハイスターやポットは、ディオニスが腱膜と呼んだ内腹斜筋と腹横筋の下端を詰め物のセル状物質にすぎないと考え、むしり取ったのである。これらは外腹斜筋の腱膜のような白く光る丈夫な膜ではなく、セル状のもろい線維膜だったからである。

よくいわれることだが、人体解剖という仕事は大半が詰め物のような組織を取り除くことで、その中に埋まっている各種の器官を掘り出す作業である。一八世紀の解剖医には、線維膜を器官ではなく詰め物とみなす固定観念があったのである。

ディオニスは内腹斜筋と腹横筋の下端にあるセル状の組織を膜とみなしたが、膜ではなく詰め物とみなすハイスターやポットの考えのほうが広く支持され、腹輪はトンネルではなく単なる穴にすぎないと考えられるようになった。

単なる穴には逆止弁の作用がない。それなのに、なぜヘルニアがすぐに起こらないのか。その疑問が鼡径解剖の研究をさらに発展させる契機になった［第6章を参照］。

第4章　近代のヘルニア手術と「腹壁脆弱説」

本章では、鼡径解剖の歴史から離れ、近代におけるヘルニアの治療と原因説の歴史を概観する。古代と同じように、ヘルニアの治療はこどもでも成人でも同じだった。

ヘルニアはまず脱腸帯で治療され、危険な手術は最後の手段だった。しかし、実際に手術されたのは、手術が必要な嵌頓ヘルニア［整復できないヘルニア］ではなく、脱腸帯で治療できる還納性ヘルニア［整復できるヘルニア］だった。手術しなくてよい患者が命がけで手術を受けたことには理由がある。昔の脱腸帯は不安定でよくずれたので、重労働ができなかったからである。はたらかなければ生活できず、はたらけば嵌頓する危険があった。つねに脱腸帯を着用しなければならない煩わしさもあった。整復できなければ、腸閉塞症状が起きなくても、こうした危険や不安はいっそう大きかった。それゆえ、脱腸帯を着用しなくてもよい状態にするため、根本的な治療法が求められたのである。この目的の手術は根治手術と呼ばれた。(1)

嵌頓ヘルニアの手術は解剖学が発展した一六世紀に開発された。この手術は、嵌頓を解除することだけが目的だったので、根治手術ではなかった。

1　近代のヘルニア手術

ウィーン大学の外科学教授アルベルト(2)は一六世紀までに行われたヘルニア根治手術を5つに分類した。すなわち、①パウロスの手術、②鼡径部を焼きごてや熱油で焼く加熱焼灼、③腐食剤で焼く薬剤焼灼、④皮膚の外から刺入した糸でヘルニア嚢を木片とともにしばり、ヘルニア嚢を切断して瘢痕化させる手術、⑤金線結紮《けっさつ》術である。①②③は中世後期にアラブから伝えられた古代のヘルニア手術で、④と⑤は一二世紀以降に西ヨーロッパで開発された。解剖学が発展したルネッサンス時代には、さらに王の縫縮術と嵌頓解除術が開発された。

①②③は第2章で説明した。④は普及しなかったので、ここでは近代に行われた金線結紮術、王の縫縮術、嵌頓解除術について説明する。

すでに述べたように、ガレノスの導管が現在のヘルニア嚢にほぼ相当するが、中世になると導管はディディムス、ルネッサンス以後には腹膜突起と呼ばれた。近代のヘルニア根治手術は、このヘルニア嚢に対する手術で、腹壁にはほとんど手を加えなかった。腹膜の異常をヘルニアの原因とみなす「腹膜破裂説」に基づいて手術したからである。

(1) 金線結紮術 Punctus Aureus

金線結紮術は、一四世紀のギー・ド・ショリアックの時代にはすでにあった手術で、一六世紀にフランスのアンブロワーズ・パレによって広められた。パレは外科に大きな進歩をもたらし、近代外科の父とたたえられた外科医である。パレは、ヘルニア嚢のことをいうのにヴェサリウスの腹膜突起という用語を用い、金線結紮術を次のように説明した。

［ヘルニアの内容をもどした後］[3]、恥骨の上のよくはみ出てくるところで皮膚を切開し、腹膜突起まで到達する。腹膜突起を剥離して細い金線をその回りに一、二回巻き付ける。腹膜突起のゆるみが十分になくなるまで絞めるだけにし、［突起内の］精巣血管が絞められないようにする。小さな棒で金線の端を二、三回ねじり、余分な金線を切り落とす。切った後に残った金線は中に曲げ、できてくる肉に刺さるようにする。ほかの傷の治療と同じように金線を残す。患者の膝を少し上げて頭を少し低くし、一五日から二〇日の間はベッド上安静にする。

(2)王の縫縮術 Loyal Stitch

フランスの外科医ディオニス[4]によれば、この手術は精巣を温存して子孫を絶やさず王国の兵力を維持するのでこの名があるという。ディオニスもヘルニア嚢を腹膜突起と呼び、一六九〇年にこの手術を次のように説明している。

ヘルニアの内容をもどした後、腹輪から下方に精巣脈管と平行な切開を置き、腹膜突起を露出する。腹膜突起を周囲組織から剥離して持ち上げ、精巣脈管を傷つけないように注意し、腹膜突起の壁を下部から上部に向かって連続縫合で縫い縮める。この手術の目的は、拡張した腹膜突起を縫縮して細くし、内臓の脱出を防ぐことである。

(3)嵌頓解除術 Celotomy

嵌頓解除術は、嵌頓ヘルニアに対する救命手術で、一六世紀半ばにフランスで開発されたといわれている。この頃に人体解剖が発展し、嵌頓を解除するため腹壁の穴を切り広げても危険はないことが分かったからである。一五六一年にフランスの外科医フランコは、ヘルニア嚢をディディムスと呼び、嵌頓解除術を次のように説明した。

ほかの治療がうまくいかなければ手術を行う。ガチョウの羽軸の太さかそれより少し太い、片面が平らな半円形の丸い小さな棒を用いるが、棒の先は押し進められるように丸めなければならない。陰嚢上部から恥骨に向かって切開し、はじめは棒が入る程度の長さに切開する。腸に切り込まないように注意が必要だからである。ディディムスをみつけたら、棒をディディムスと鼡径の肉との間に挿入し、棒の平らな面を上に向けて押し上げる。棒が丸いと、メスが左右に滑ってうまくいかない。棒を十分に深く挿入し、腸を傷つけないように棒の平たい面の上で陰嚢と鼡径の肉を切れば、ヘルニアの穴を広げられる。この穴を広げるのに危険はなく、ディディムスと腹部の肉は簡単に広げられるので、腸は簡単に正しい位置にもどすことができる。腸は少しずつもどさなくてはならない。腸内容が多すぎたり炎症のために大きな力を加えなければもどせない例では次のようにする。ディディムスをつまんで爪の上で小さく切開し、フックで引き上げながら切開を広げる。棒が入るだけの大きさに切開したら、ディディムスと腸の間にそっと棒を挿入して押し上げる。同時に棒を横に押し、腸に引っかからないか確かめる。しかし、腸は均質で滑らかなので、簡単には引っかからない。次に、棒の上でディディムスを腹膜まで切開する。すなわち、もっとも高いところまで、つまり腸が陰嚢に向かって墜落しはじめた穴のところまで切開する。しかし、絶望的な例で行うときのように、安全性を増すため恐れず大胆に腹膜まで切開しなくてはならない。柔らかい布で腸を徐々に押し、腹膜や腹部にもっとも近い腸からもどしはじめる。

麻酔法も消毒法もなかった近代では、手術は苦痛が大きく死亡率が高かった。それゆえ、正規の教育を受けた外科医は、嵌頓解除術は行ったが、効果が不確実なヘルニア根治手術を行うことはほとんどなかった。加熱焼灼とパウロスの手術は、それなりの効果があったかもしれないが、精巣が犠牲にされたので正規の外科医は行わなかった。そのため、ヘルニア根治手術を行ったのは、もっぱらクワックと呼ばれる無免許医だった。

(4) クワック quack

免許をもつ正規の外科医は大学や外科医組合で教育を受けた。しかし、教養のない無免許医とはいえ、クワックには腕のよい外科医がいた。一六世紀末にイタリアの外科医ファブリキウス・アブ・アクアペンデンテは、有名なクワックが毎年二〇〇人の患者を手術していると教えてくれたと述べている。また、一七〇〇年にドイツのハイスターは、大都市の博覧会でクワックが九歳男児にパウロスの手術を行うのを見学し、彼らの技術を学んだ。

これだけ行われていれば、ヘルニアの手術で精巣が失われることは広く知れ渡っていたと思われる。それにもかかわらず、この手術を受ける患者が絶えなかったのは、パウロスの手術にはかなりの効果があったからだと思われる。

しかし、クワックの多くはメスを用いる手術より効果の怪しい薬剤焼灼を行った。一八世紀にイギリスの外科医ポットは、クワックについて次のように述べている。

ヘルニアほどクワックが多い病気はない。生半可な解剖知識と手術技術しかない品性下劣なクワックが採用するのは昔ながらの手術と同じだった。知識もなく臆病なくせに、卑劣にも特効薬と銘打った外用薬を用いた。ガブリエール修道院院長、ボウルズ、サー・トーマス・レントン、リトルジョン博士らの話がディオニスとヒューストンの著書にあり、これらの大物クワックの大胆な手口が分かる。特効薬や新発明の脱腸帯を商う小物クワックは新聞にいつも出ており、あわれな軽信者がなけなしの金をだまし取られている。[メスで]手術するクワックはそれほど多くないので犠牲者も多くない。

クワックがはびこるほど、ヘルニアの患者は多かった。一八世紀には徴兵制度が導入され、兵士にヘルニアの多いことが大問題になった。フランスの外科医アルノーは、フランス人の八人に一人がヘルニアになると述べた。また、イギリス海軍はヘルニア対策に大金を投じ、七人に一人の割合で水兵に脱腸帯を支給したといわれている。

2　脱腸帯［図9］

一八世紀の正規の外科医は、おもに脱腸帯による保存的なヘルニア治療を行ったので、脱腸帯の改良に力を注いだ。[8]

脱腸帯という日本語はドイツ語のBruchbandの訳語である。ラテン語ではbracherium、オランダ語ではbreukbandという。英語ではtrussというが、これは古フランス語のtrousseに由来し、現代フランス語ではbandageまたはbrayerという。ヘルニアバンドという日本語は、対応する欧米語がなく、和製ドイツ語ではないかと思われる。

脱腸帯は古代エジプトから用いられていた。脱腸帯による治療は古い「破裂説」に基づいていたと思われる。脱腸帯で押さえていれば、ヘルニアは自然に治ると考えられていた。破れはキズであり、キズは自然に治ると考えられていたからだろう。

古代の脱腸帯は糸や羊毛などを丸めたパッドとこれを固定する帯でできていた。金属製の帯もあ

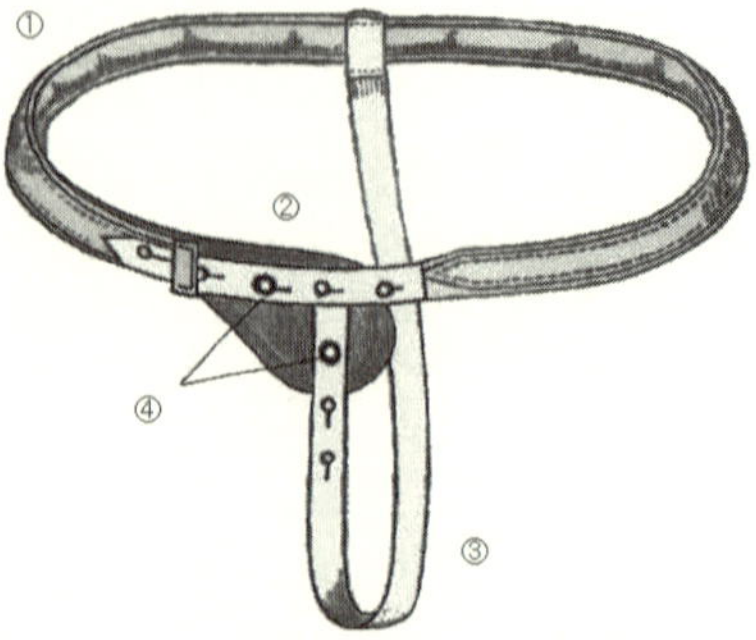

図9　標準型の脱腸帯。図はHolmes T：A System of Surgery［1876年］から引用。以下の説明はMacready［1893年］から引用
脱腸帯はバネを皮革で包んだ腰帯①とパッド②からなる。股帯③は脱腸帯を安定させる補助帯。バネとパッド台をつなげてパッド台にコルクを貼り、全体をフランネルで被った上に皮革で被う。身体の接触面にはシャミ皮を用いる。脱腸帯の被いに縫いつけた革紐にボタン穴を開け、パッドの鋲④に留める。バネは骨の上に薄い組織層しかないところ［腸骨稜の下と仙骨底を横切るところ］に回して安定させる

ったが、ほとんどは布製か革製の帯だった。一三世紀にはミラノのランフランクが股帯を考案し、一六世紀にアンブロワーズ・パレがズボン吊りのような補助帯を開発したが、パッドと帯からなるという基本構造に変わりはなかった。

脱腸帯の欠点は、体動によってずれたり、きつくなったりゆるんだりし、患部を一定の圧力で押さえられないことだった。股帯やパレの補助帯もこれを改善するために考案された。しかし、この欠点を解消したのは鋼鉄のバネを利用する脱腸帯だった。一七世紀はじめに高炉が発明され、鋼鉄が大量生産されるようになったのである。

一六六五年にフランスのニコラ・ルカンは鋼鉄の帯でできた脱腸帯をはじめて報告し、一六二八年から用いていると述べた。しかし、この脱腸帯が広まったのは一六七六年にフランスのニコラ・ド・ブレニーがヘルニア書を出版してからである。

鋼鉄製の脱腸帯は一七三三年にイギリスに伝えられ、脱腸帯の製作を専門とする職人が誕生した。

この脱腸帯の利点はもっぱら鋼鉄のバネにあり、パッドがバネの力でヘルニアの穴を押さえ続ける。また、弾力があるので、体位が変わっても一定の圧力を維持できる。この弾力は良質の鋼鉄によってのみ得られた。しかし、一八世紀後半に高品質の鋼鉄〔るつぼ鋼〕が現れるまで、当時の鋼鉄はもろく、鋼鉄の脱腸帯は品質が悪かった。また、解剖知識のない職人がつくった脱腸帯は患者に合わない不良品が多かった。そのため、一七七四年にオランダの外科医カンパーは『脱腸帯調整論』を著し、合理的な脱腸帯の設計を勧めた。

一九世紀になると、きわめて多種多様な脱腸帯が考案された。なかでもカンパーの考えに基づく脱腸帯は、標準型〔フランス式〕として普及し、一八二〇年代に日本にもシーボルトによって伝えられた。標準型以外には、一八〇七年に脱腸帯職人のサーモンが考案したイギリス式、一八二〇年頃に考案されたドイツ式などがある。

3 「腹壁脆弱説」の誕生

近代には、クワックだけでなく正規の外科医もヘルニア手術を行うようになったため、ヘルニア原因説が変わりはじめた。ヘルニアを手術すると、はみ出た内臓は導管〔ディディムスあるいは腹膜突起〕の中にあることがいつも観察されたからである。言い換えれば、はみ出た内臓は必ず腹膜の袋の中にあることが明らかになってきた。

また、ガレノスの原書が直接ギリシア語で読めるようになり、ガレノスの「導管説」が知られるようになった。しかし、一六世紀半ばにフェルネルがヒトの導管は中空ではないことを報告し、一七世紀にはそれが広く知られるようになった。すなわち、正常な鼡径部の腹膜に穴はないことが明らかになり、一八世紀に導管は精索と呼ばれるようになった。

これらのことから、ヘルニアの原因は「腹膜破裂説」でも「導管説」でも説明が難しくなり、近代ヨーロッパでは新しいヘルニア原因説が求められた。

(1)ヘルニア嚢 hermial sac

「腹膜の破裂」がヘルニアの原因ならば、はみ出た内臓は腹膜の袋の外に出ているはずである。それゆえ、はみ出た内臓が必ず腹膜の袋の中にあることが分かると、「腹膜破裂説」は疑われるようになった。しかし、一七世紀[9]には「腹膜破裂説」と「導管説」を折衷したような原因説が生まれた。すなわち、導管の入口をふさいでいる内腹膜が破れ、外腹膜だけからなる導管の中に内臓がはみ出すという考えである。「腹膜破裂説」は生きながらえたのである。

「腹膜の破裂」をヘルニアの原因とする考えは一八世紀になっても存続した。たとえば、ハイスターは、ヘルニアの原因について次のように述べている。

近年[10]、外科医の多く(とくにヒルダヌス、ヌック、ライス)は腹膜が破れることはないという考えで、大部分がそう考えていると思う。しかし、彼らの考えが正しい場合は多いが、パウロスが述べたように、腹膜は大きな力で破れることがある。それは私だけでなく、ルセ、バルベット、ガランジョの観察でも確認されている。

一八世紀には、内腹膜と外腹膜が区別されるようになった。フランスの外科医ジャン・メリー[11]はヘルニア患者の手術や病理解剖を頻繁に行い、どの例でもはみ出た内臓は膜の袋の中にあったと報告した。メリーは、この膜が内腹膜に続いていたので、膜の袋は「腹膜の拡張」によって形成されたと考えた。それゆえ、鼡径ヘルニアの原因は「腹膜の拡張」だけであり、「腹膜の破裂」による鼡径ヘルニアは存在しないと主張したのである。

この報告を契機にヘルニアの病理解剖が広まり、メリーの考えは広く認められるようになった。また、メリーははみ出た内臓を包む膜の袋を盲嚢 cul-de-sac と呼んだが、このフランス語がヘルニア嚢 hermial sac という用語の起源になった。

精索という構造物の概念が生まれるとともに、ヘルニア嚢という用語が生まれたのである。

(2) 素因と誘因 predisposing and exciting causes

ヘルニア嚢ができても、腹壁に穴がなければヘルニアは起こらない。メリーの報告後、フランスの外科医ガランジョはこれについて次のように述べた。

ヘルニア[12]が起こるには易動性の腹部内臓と内臓の通る通路が必要だが、強い力を受ける前に内臓の固定がゆるんでいなければ、ヒトはこの悲惨な病気にはならないだろう。造物主が内臓をゆるめて易動性にした理由は、横隔膜と腹筋の圧迫によって内臓がいつでもあらゆる方向に動けるようにし、消化が順調に行なわれて乳糜が適切に配分されるようにするためにほかならない。造物主が腹部に通路をつくった理由は、種族の繁栄に必要な内臓を外に出すためにほかならない。それゆえ、ヘルニアが起こり、ヘルニアのあらゆる害がもたらされるのは、上述したことのほかにも原因があるからに違いない。そのような原因には内因と外因がある。

内因は、腹膜、大網、腸など、易動性の内臓に作用する。腸と胆径の腺から出る大量の分泌物と腹膜の腺から出る分泌物が、内臓だけでなく腹輪と腹筋線維を潤し、組織を軟化させて弛緩させるので、腹輪と腹筋線維は易動内臓による圧迫に屈するようになる。この理由から、湿気の多い国に住む人々とバターや油などの脂肪の多い食事を摂る人々はヘルニアになりやすい。これは経験から分かる。外因は呼吸筋と腹筋に作用してヘルニアを起こす。強い打撃、大きな衝撃、嘔吐、長距離走、運搬、ダンス、跳躍、持続啼泣《ていきゅう》、強い咳嗽《がいそう》、過剰な性交など、あらゆる激しい運動が外因である。

回りくどい説明だが、簡単にいえば、ヘルニアの原因は「腹圧の増大により、脆弱《ぜいじゃく》な腹壁に穴が生じ、その穴を通って内臓がはみ出す」というのである。

ガランジョはこのヘルニアの原因を内因と外因に二分したが、一九世紀半ばになっても同じことが主張され、一八四六年にイギリスの外科医ティーレはこれらを素因と誘因に言い換えている[13]。ティーレは「ヘルニアの原因は、腹壁の抵抗力が減退することと内臓による圧力が増大することである。前者を素因、後者を誘因という」と説明した。要するに、素因〔内因〕は腹壁の脆弱化、誘因〔外因〕は腹圧の増大を意味していた。

一八九三年にイギリスの外科医マクレディはこの原因説を「腹圧説 pressure theory」と呼んだ[14]。誘因の腹圧の増大がヘルニアのおもな原因と考えたからである。本書では、誘因より素因の腹壁の脆弱化を重視し、これを「腹壁脆弱説」と呼ぶことにする。

しかし、この素因と誘因はほとんどが「腹膜破裂説」や「導管説」でも同じである。三つのヘルニア原因説で違うのはヘルニア嚢の成り立ちである。「腹膜破裂説」ではヘルニア嚢がなく、「導管説」のヘルニア嚢はもともと発病前からある。これらに対し、「腹壁脆弱説」のヘルニア嚢は、発病とともに腹膜が拡張してできる後天性のものである。

(3)「腹壁脆弱説」[14]に関する疑問

「腹壁脆弱説」がいうように、鼡径ヘルニアがすべて「腹膜の拡張」によって起こるならば、急に出現するヘルニアがあるのはなぜなのだろうか。このヘルニアは決して少なくないが、腹膜が急激に拡張するとは考えにくい。パウロスは「腹膜の破れ」でこれを説明したが、それが否定された今、急に起こるヘルニアの原因はどう説明したらよいのだろうか。

この疑問は簡単に片づけられた。以前からあるヘルニアに患者が気づかなかっただけで、痛みなどで鼡径に注意が引き寄せられ、はじめてヘルニアに気づくので、急に出現したようにみえるにすぎないというのである。それまでヘルニアはなかったという患者の言葉を疑う根拠は薄弱だが、現在でも同じように考えられている。

ほかにも疑問がある。腹壁はどこが脆弱になってもおかしくはないのに、なぜ鼡径やへそなどの決まった部位の腹壁だけが脆弱になるのだろうか。

一七二六年にパリ大学の医学部長ラガランヌ[15]がこの疑問に答えた。正常な鼡径には精索や子宮円索、大腿上部には大腿血管、へそには臍血管が通る穴がある。もともと存在するこれらの穴が腹圧によって押し広げられ、大きな穴になるとヘルニアが起こるという。その穴をふさいでいる腹膜が腹圧に耐えきれなくなり、やがて伸展して腹壁の外にはみ出すというのである。精索が通る腹筋の穴は外腹斜筋だけにしかないという当時のハイスターやポットらの主張と相まって、精索や子宮円索の通る穴が広がって鼡径ヘルニアが起こるというラガランヌの考えは広く認められるようになった。現在もほとんど同じように考えられている。

(4) 腸間膜伸長説[14]

これも「腹壁脆弱説」のひとつで、腹圧の増大だけではなく腸の重みによって腹壁が脆弱になるという考えである。

一七三〇年にイタリアのロスティウス、一七四七年にやはりイタリアのベネヴォリは、腹筋の収縮による腹圧の増大よりも、腸間膜が伸びて垂れ下がる腸の重みがヘルニアのおもな原因であるという考えを唱えた。この考えは一八世紀後半に広く支持され、イタリアの有名な解剖医モルガーニに支持されたほか、フランスのル・ドラン、オランダのカンパー、ドイツのリヒターなど、当時のヨーロッパ各国を代表する学者に支持された。

この考えのおもな根拠は、腸が鼡径から腹壁の外に出られるほど、正常な腸間膜は長くないというロスティウスの推測にあった。腸間膜が前もって長く伸びていなければ、腸は腹壁の外に出ようにも出られないというのである。

しかし、一八〇一年にイタリアの外科医スカルパ[16]が「腸が移動するのに腸間膜が先に伸びている必要はない。腸間膜の伸長は、同時に起こるか、すでに移動した腸に引っ張られて起こるほうが多い」と主張して「腸間膜伸長説」を批判し、多くの支持を得た。また、一九世紀半ばになり、実際に腸の届く範囲が調べられ、正常な腸間膜は十分に長いことが分かり、「腸間膜が正常でも小腸は腹部から簡単に脱出できる」ことが明らかにされた。

一九世紀末までに、この原因説は完全に消滅した。

(5) その他[14]

腹膜は腹膜前脂肪組織という脂肪層に被われているが、この脂肪組織が局所的に増大することがある。一九世紀はじめにドイツのメッケルやフランスのクロケーらは、増大した脂肪組織の重みで引っ張られた腹膜が憩室を形成し、これがヘルニアの原因になり得ると述べた。しかし、この考えは推測にすぎず、実際にそのような例が報告されたわけではなかった。

マクレディによれば、一八五六年にフランスの博識な学者が奇妙な考えを唱えたという。その碩学はヘルニアが貧乏人に多いのはその食事がおもに野菜だからだと考えた。草食動物の盲腸は長いので、貧乏人の盲腸も長くなる傾向があり、腸間膜も長くなる。「腸間膜伸長説」に基づくと、貧乏人がヘルニアになりやすいのはそのためだという考えだった。この考えが恣意的で確かな根拠に乏しいことは明らかである。

そのほかにもいろいろな原因説が提唱されたが、どの原因説もヘルニア嚢は腹膜の拡張によって徐々に形成されるという昔からの考えに基づいていた。すなわち、ヘルニア嚢はヘルニアが出現するときに形成される後天性のものだという考えである。

しかし、一八世紀半ばにまったく新しい原因説が生まれた。ヘルニア嚢は患者が生まれる前から存在する、つまりヘルニア嚢は先天性の構造物だという考えで、いわばガレノスの「導管説」が復活したような考えである。次章では、この原因説について説明する。

第5章　先天性ヘルニアと「鞘状突起説」

一六世紀と一七世紀には腹壁の解剖研究が進み、「腹膜破裂説」でも「導管説」でもヘルニアの原因を説明することが難しくなった。一八世紀には病理解剖によって「腹膜破裂説」が否定され、新しいヘルニア原因説が提唱されるようになった。

一八世紀に提唱された新しい原因説は、腹壁にもともとある穴が腹圧によって拡大し、その穴から腹膜が徐々にはみ出してヘルニア嚢ができるという「腹壁脆弱説」だった。この原因説は現在も支持されている。しかし、この「腹壁脆弱説」に少し遅れ、別の新しい原因説が提唱された。ヘルニア嚢は患者が生まれる前から存在するという考えで、ガレノスの「導管説」によく似ている。本書では、この考えを「鞘状突起《しょうじょう》説」と呼ぶことにする。

1　シャープの異形《いぎょう》ヘルニア

一八世紀はじめ、腹膜の破裂をヘルニアの原因とする「腹膜破裂説」は否定された。はみ出た内臓は必ず腹膜の袋の中にあることが分かり、この腹膜の袋はヘルニア嚢と呼ばれるようになった。

しかし、一七五〇年に「腹膜破裂説」を弁護するような報告が現れた。イギリスの外科医シャープが次のような特殊なヘルニアを報告したのである。

「腹膜が破れることは否定されている」[1]にもかかわらず、腹膜が内臓とともにはみ出した後、経過が長びけば腹膜が破れることは確かである。というのは、精巣鞘膜《しょうまく》の中で腸と大網が精巣に接触している例を観察したことがあるからである。腸と大網が腹膜に包まれていれば、そんなことはあり得ない。しかし、こんな例はまれである。一般に、内臓ははみ出た腹膜の中にあり、このはみ出た腹膜はヘルニア嚢と呼ばれている。

一七四八年[2]にシャープは、やはりイギリスの外科医ウィリアム・ハンターといっしょに陰嚢ヘルニアの成人例を解剖し、同じ観察を繰り返していた。このヘルニアでは、ヘルニア嚢と精巣鞘膜が癒着した後で両方とも破れ、両方の内腔がつながったに違いない、と二人は考えた。ヘルニア嚢の中は腹腔と通じているので、腹腔の外にある精巣がヘルニア嚢の中にあるはずはないからである。ヘルニア嚢が破れることは腹膜が破れるということなので、シャープはヘルニアで腹膜が破れることもあると主張したのである。このヘルニアは当時のイギリスの代表的な外科医パーシヴァル・ポットによって「異形 lusus naturæ」[3]のヘルニアと呼ばれた。

2　ハラーの先天性ヘルニア

シャープとハンターは、腹膜が破れるまでに長い経過が必要なので、ヘルニア嚢の中に精巣がある異形ヘルニアは成人に多いと考えていた。しかし、一七五五年の後半にハンターは、スイスの有名な生理学者アルブレヒト・フォン・ハラーの新作『小病理学』を読んで目をみはった。この本は興味深い多くの剖検例を簡潔に報告していたが、その第二八例に「先天性ヘルニア」と題し、次のように書かれていたからである。

(4)これから述べる観察から分かるのは、この病気の根が深く、胎児にさえよくヘルニア〔嚢〕がみつかるということである。胎児のヘルニア〔嚢〕は空虚で、腸などは簡単に入り込めるだろう。胎児の精巣は成人の精巣と位置が違う。私自身の観察によれば、満期の胎児でも精巣は陰嚢の中になく、腎臓に隣接する側腹部のセル状の膜〔外腹膜〕の中にある。これは陰嚢のない鳥類などの動物にもみられることで、碩学の経験と観察によって周知の事実になっている。精巣の下降はゆっくりで、いつかは分からないが精巣はやがて陰嚢まで下降し、腹膜の背側にあった精巣は腹膜より下方に存在するようになる。この移動は呼吸の力と腹筋の運動によって起こると思われる。しかし、一七四七年一二月と翌年に解剖した死産児で、私はとくに精巣を詳しく調べた。二児とも胎生六カ月だった。精巣は腎臓の下で腸骨の上にあり、白膜に包まれ、血管はきわめて赤かった。精巣上体を伴っていたが、かなり離れていた。精巣は筒状の鞘の上方にあり、この筒状鞘の中にはまだ入っていなかった。成人の精巣は腹膜の外にあるが、胎児の精巣は腹膜に包まれていた。……私の勘違いでなければ、先天性ヘルニアの起こり方はきわめて明白に思われる。腎臓の下に腹膜突起［筒状鞘］があり、精巣を受け入れるために開存している。いつもは精巣が下方に押され、腹膜突起といっしょに運ばれ、ともに陰嚢内に下降する。しかし、このとき精巣は腸と同じ袋［腹腔］の中にあるので、ちょっとした力で腸がこの開存している筒状鞘の中に落ち込むことはまったく奇異でも驚異でもない。……そういうわけで、精巣の故郷は腹腔であり、呼吸、啼泣《ていきゅう》、怒責《どせき》が合わさった力により、精巣は腹腔から徐々に鞘膜［筒状鞘］の中に押し込まれて陰嚢に下降し、鞘膜に被われながら腹膜を通り抜ける。私はそう確信するようになった。

ハラーがいうように、いろいろな動物の精巣が腹腔にあることは周知のことだった。しかし、ヒトの胎児の精巣が腹腔にあることはハラーがはじめて報告した。ハラーは、胎児の精巣が出生までに腹腔から陰嚢に下降すると推測し、さらに精巣が下降するとき筒状の鞘が形成されることを発見し、この筒状鞘はガレノスの導管［腹膜突起や鞘膜］に相当すると考えた。それゆえ、ハラーはガレノスの「導管説」に従い、この筒状鞘がヘルニア嚢になると推測した。また、このヘルニアは乳児期に発症すると考え、先天性ヘルニアと命名した。

ハラーは、先天性ヘルニアの存在を推測したにすぎず、実例を観察したわけではない。しかし、彼の報告を読んだウィリアム・ハンターにある考えがひらめいた。ハラーの先天性ヘルニアが実際に起これば、腹膜突起の中に入り込んだ内臓は精巣と接触するはずである。それならば、「腸が精巣と接触しているヘルニアの存在は、胎児の精巣の解剖と精巣下降という現象によって説明できるだろう」とハンターは考えた。すなわち、シャープの異形ヘルニアは、成人例だが、ハラーのいう先天性ヘルニアの実例に違いないと考えたのである。

3　ハンター兄弟の研究

ウィリアム・ハンターは、ヘルニア嚢の中に精巣があれば、そのヘルニア嚢が先天性であることの証拠になると考え、患者が成人であっても、そのヘルニアは先天性ヘルニアであると考えた。しかし、ハラーの考えは裏付けに乏しかった。そこで、ウィリアムは弟のジョンに胎児の精巣の解剖と精巣下降という現象の研究を依頼した。

この頃、ジョン・ハンターは兄が経営する解剖学校を手伝いながら、外科を修行していた。しかし、ジョンは手先が器用で、その解剖技術は兄のウィリアムから絶大な信頼を受けていた。後に、ジョンは偉大な外科医となり、実験と観察に立脚する近代外科を確立し、多くの弟子を育て、外科の発展に時代を画す業績を残した。

一般に、精巣下降の研究はこのジョンからはじまるといわれている。ジョンの研究は、一七五六年に兄の学校で披露され、一七六二年に出版された。

精巣下降という現象を発見したのはハラーだが、ハラーは胎児の精巣が腹腔内にあることと精巣が下降する経路に筒状鞘［腹膜突起］が形成されることを観察したにすぎなかった。また、ハラーが解剖した胎児は二体だけで、精巣はいずれも腹腔内にあった。それゆえ、精巣が腹腔を出るのは出生時だと推測し、産声《うぶごえ》による腹圧が精巣を押し出すと考えた。しかし、ジョン・ハンターは胎児を何体も解剖し、次のように述べた。

精巣ははじめ腹腔内のこの位置にあるが、やがて陰囊に下降することになっている。しかし、胎児の正確な月齢はほとんど分からないので、精巣下降がいつはじまるかを同定することは難しい。私が観察した限りでは、もっと早い例もあるが、一般に精巣下降は胎生八カ月頃に起こる。胎生七カ月では精巣は腹腔内にあることが多く、胎生九カ月では陰囊上部にあることが多かった。精巣はすばやく下降し、その通路［腹膜突起］はすぐに閉鎖する。それが先天性ヘルニアを防ぐ重要な方法なのである。(5)

ジョン・ハンターは、このように精巣は出生前に下降するので、精巣下降を起こすのは産声ではないと指摘した。さらに、胎児の「精巣の下極から陰囊まで続く構造物」を発見し、これが精巣を下降に導くと考え、この帯状の構造物を精巣導帯と名付けた。

さらに、精巣の通路［腹膜突起］の閉鎖について次のように述べ、精巣鞘膜がどのようにして形成されるかをはじめて明らかにした。

[5]この腹膜嚢［腹膜突起］は、まず上端が収縮して癒着し、やがて完全に閉じる。満期出産の小児で［腹膜の］穴が残っていることはまれだからである。この収縮と癒着は、下方に進んで精巣に近づくが、陰嚢では起こらない。腹膜嚢の下部は、ヒトでも一生開いたまま癒着せず、精巣鞘膜を形成する。陰嚢水腫はこの部位に起こる。

4 ポットの剽窃疑惑

[2]一七五五年から一七五六年にかけての冬、ジョン・ハンターは兄のウィリアムに頼まれて月齢の異なる胎児の解剖標本をつくり、精巣と鼡径をスケッチした［図10］。一七五六年四月の新学期から、ウィリアムは自分の医学校の講義でジョンの作成した標本とスケッチを供覧し、自分の考えを学生に披露した。いずれは本にするつもりだったからである。

しかし、一七五六年の春に出版されたポットの著書『ヘルニア論』の初版を読んだとき、ウィリアム・ハンターは自分たち兄弟の研究成果を本にする前にハラーと自分の考えがポットに盗まれたことを知った。この[6]剽窃《ひょうせつ》問題については、本書のテーマであることもと成人の鼡径ヘルニアの違いに深く関わっているので、少し詳しく説明する。

ハンター兄弟は先天性ヘルニアの提唱に関する優先権をポットと争ったとよくいわれるが、それ

Pl.1.

Fig. I.

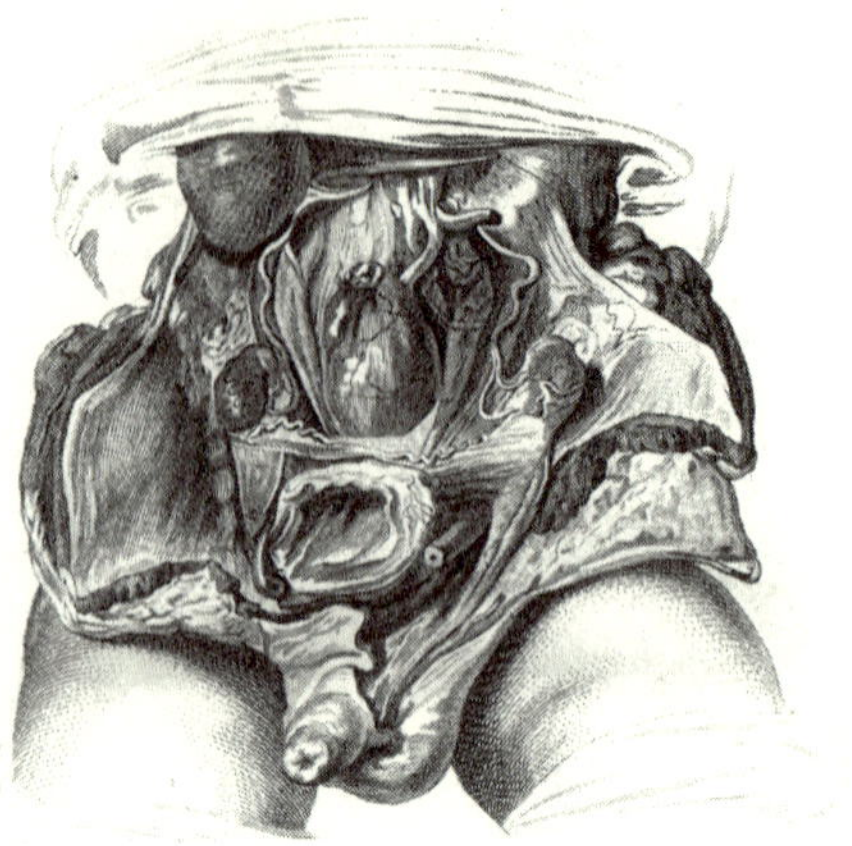

Out-lines of Fig. I.

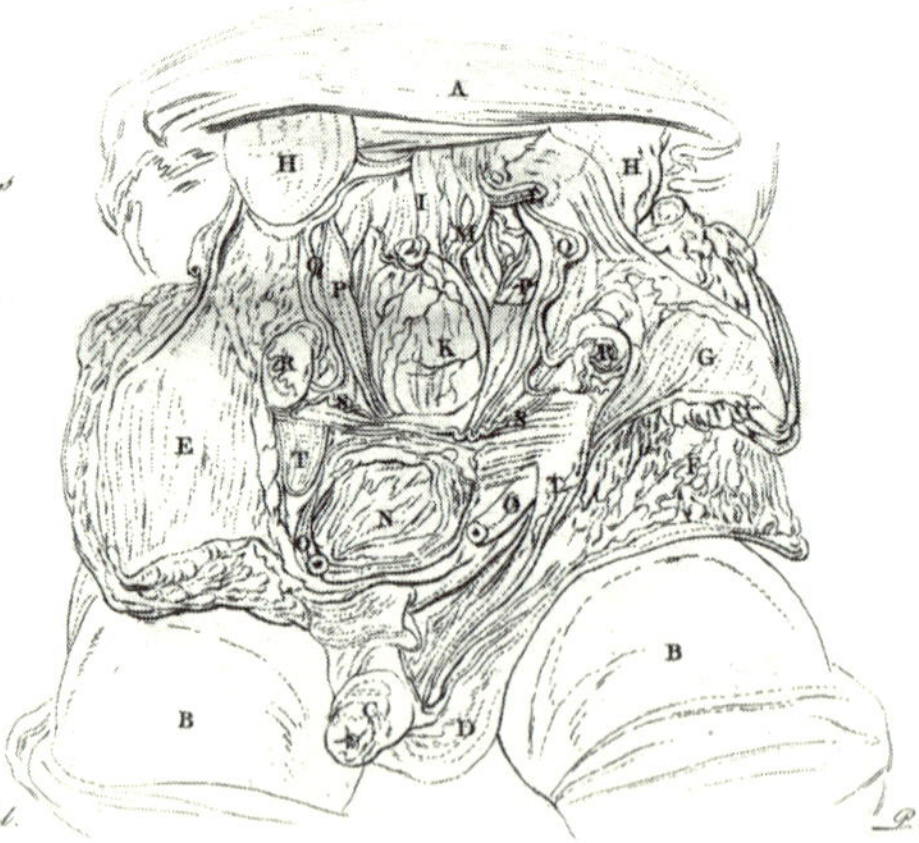

J.V. Riemsdyk del. *P.C. Canot sculp.*

図10　ジョン・ハンターのスケッチ
少し月齢の進んだ胎児で、腹腔から陰嚢に下降したばかりの精巣の状態を示した。小腸は除去し、大腸は自然な位置に残してある
AA：肝臓の外縁　BB：大腿　C：陰茎　D：陰嚢の中央部　EE：両側の皮膚と皮下組織　F：盲腸　GG：虫垂　H：横行結腸　I：結腸脾曲　K：下行結腸　L：S状結腸　M：直腸上端　N：右側腹筋の下端　OO：左側外腹斜筋の下部　P：右側腹直筋の下部、腹壁動脈が腹直筋の内面に向かうのが見える　Q：膀胱の前部　R：尿膜管　S：大腿血管　T：左側精索の外観　U：精巣の外観、腹膜突起を空気や水でふくらませた　V：右側精巣　W：同側の副精巣　XX：精巣脈管　Y：精管　Z：尿管　&：精巣導帯

Hunter W：Medical Commentaries. Part I. 1762より引用

は誤りである。その優先権がハラーにあることは誰の目にも明らかだった。ウィリアムが争ったのは、ヘルニア嚢の中に精巣があるヘルニアを先天性ヘルニアとみなしたこと、つまり先天性ヘルニアの実例を発見したことに関する優先権だった。ウィリアムがポットをすぐに非難しなかったことからそれが分かる。『ヘルニア論』初版で、ポットは次のように述べていた。

[7]出生直後に肺がふくらんで横隔膜を押し下げ、呼吸筋が収縮し、腹筋が腹部内臓を圧迫しはじめると、精巣は腹筋層の穴（いわゆる腹輪）から陰嚢上部に押し出される。こうして精巣が腹部から陰嚢に下降することが乳児のヘルニアのおもな原因だと私は思う。というのは、精巣の下降によって腹輪が広がると、再び縮まる前に大網と腸はここからはみ出し、こどもが泣いて持続的な力が加わり、はみ出しが進行する。……腹膜の一部が前もって袋を形成していなければ、腸も大網も前述した鼡径または腹部の穴から脱出することはない。この袋に腸や大網の一部が入り込むが、これは指サックというものに似てなくもない。この袋はヘルニア嚢と呼ばれている。裸のこどもを診る機会はほとんどなく、服を着たこどもではヘルニアが見過ごされるので、内臓のはみ出しが繰り返されることにより、薄くて伸びやすい膜からなる袋は大きくなり、鼡径から陰嚢に向かって徐々に伸びる。

ポットのこの記述をみると、精巣下降の原動力を産声による腹圧とみなしたこと、精巣下降がへルニアのおもな原因になると考えたこと、その原因説が乳児のヘルニアにしか適用されないと述べていることなどは、ハラーとまったく同じである。そもそもヒト胎児の精巣下降という現象に言及していること自体、ポットがハラーの著書を参考にしたことを示している。しかし、ポットはハラーの著書に一言も言及しなかった。ポットは純粋に自分の考えだと主張し、「いつでも私はこれが真相だと考えていた」と述べた。

ウィリアムは不快に思ったが、ことを荒立てようとはしなかった。ポットが「シャープ氏が報告した腸と精巣が接触しているヘルニアは事故のようなもので、『異形』というかその類のものである」と述べていたからである。これはこのヘルニアが先天性ヘルニアの実例であることをポットが見抜いていないことを示していた。それゆえ、ハラーの優先権は侵されたが、自分たちの優先権は侵されていないとウィリアムは考えたのである。

しかし、一七五七年三月にポットが『新生児に頻発し成人に散見される特殊なヘルニアすなわち腸と精巣が同じ体腔にあり相互に接触するヘルニアの解説』(8)という小冊子を出版したとき、ウィリアムは激怒した。ポットは一年前にこのヘルニアを「異形」とみなしたが、今回は「表題にかかげた特殊なヘルニアはまれだといわれているが、生体と死体で観察したことから、私はいわれる以上に成人に多くみられると考えるようになった」と述べ、成人ヘルニアの死体解剖二例と手術例二例の簡単な観察記録を付け加えた。この本は八折判で小さいが、活字が大きい上に四一頁しかなく、見るからに急拵えの小冊子《パンフレット》だった。ウィリアムは、ポットがこの本の出版を急いだのは自分たちの研究を盗んだからだと考え、激怒したのである。

一七五六年の春、骨折して療養中だったポットは『ヘルニア論』の初版を出版した後、ウィリアムが学生に披露した考えを見舞客から伝え聞いたに違いない。その年の秋、ポットはウィリアムの講義を聴きに行った。さらに、日を改めてジョン・ハンターに面会し、先天性ヘルニアについて論じ、ジョンがつくった標本を見せてもらった。しかし、翌年に出版した小冊子でポットは、ハラーはもちろんのこと、ハンター兄弟にもまったく言及しなかった。

ウィリアムはすぐに対策を講じた。友人が主筆を務める月刊誌「クリティカル・レヴュー」[9]の一七五七年の三月号に、ポットの著書を剽窃だとあからさまに批判する匿名の書評を掲載してもらった。しかし、その後五年あまり、ポットはこれに対して公的な反応をまったく示さなかった。業を煮やしたウィリアムは一七六二年に『医学解説第一部』[2]を出版し、ジョンの研究論文を掲載するとともに、剽窃の経緯を詳しく説明した。ポットはようやく沈黙を破り、一七六三年一〇月に『ヘルニア論』[10]の第二版を出版し、第一〇章の大部分を剽窃疑惑に対する弁明に当てた。しかし、まったく非を認めず、いわゆる逆ギレ気味の弁明だった。

信じがたいことに、この弁明でポットはハラーの『小病理学』を見たことも聞いたこともなかったと主張し、「この問題とは永久に訣別する」と述べ、論争を一方的に終わらせようとした。ウィリアムは一七六四年に『医学解説第一部補遺』[11]を出版し、知人たちの証言によってポットのウソをあばいたが、最後に「ポット氏の評判を回復させたい。彼は、外科を穏健なものに改革し、友人には誠実で、どんなときも真実の敬虔な観察者だという評判だからである」と述べる寛容を示し、この論争に幕を引いた。

5　先天性ヘルニアの頻度

ポットの剽窃問題で注目すべきことは、先天性ヘルニアに関する優先権が誰にあるかということではなく、最初に発見された先天性ヘルニアは成人例だったということである。その後、先天性ヘルニアは成人だけでなくこどもにも認められた。

ハラーが先天性ヘルニアという用語をつくったのは、そのヘルニアが新生児や乳児に発症すると考えたからだった。実際、その病名から、先天性ヘルニアはこどもの病気と考えられがちだったに違いない。しかし、ウィリアム・ハンターが発見してポットが報告した例は、すべて成人例だったので、先天性ヘルニアという病名は不適切だったといえる。

では、先天性ヘルニアはこどもと成人のどちらに多く起こるのだろうか。しかし、一八世紀にはそのような統計学的な研究はまだ未熟だった。[12]

ハラーのいう先天性ヘルニアを診断するには、ヘルニア嚢の中に精巣があることを証明するほかに方法はなかった。言い換えれば、先天性ヘルニアは必ず陰嚢ヘルニアであり、しかも陰嚢ヘルニアの一部にすぎなかった。診察を受けるような患者には陰嚢ヘルニアが多かったかもしれないが、ヘルニア嚢の中を観察できるのは手術か剖検のときだけで、それが可能な機会は少なかった。それゆえ、患者がこどもか成人かにかかわらず、先天性ヘルニアはまれで、ほとんどのヘルニアはヘルニア嚢が徐々にできる後天性ヘルニアだと考えられていた。

ところが、これから述べるように、腹膜突起に関する研究が進むとともに、こどものヘルニアはすべて先天性だという考えが育まれていくのである。

(1) 腹膜突起の開存[13]

ジョン・ハンターは、精巣下降後すぐに腹膜突起の上端が閉鎖し、新生児の腹膜突起は閉じていると報告した。しかし、同じ頃、そうではないことが明らかにされた。

一七六一年にオランダのカンパーは、ヒトの新生児は腹膜突起の上端が開いたままになっている例が多く、とくに男児にきわめて多いことをはじめて明らかにした。死亡したときにヘルニアがなかった新生児を解剖すると、女児一四例のうち三例〔二一％〕の腹膜突起が開いており、男児では一七例のうち一六例〔九四％〕に腹膜突起の開存が観察された。この上端が開いている腹膜突起はヘルニアの原因になり得るとカンパーは主張した。

新生児の腹膜突起は上端が開存していることが多いという驚くべき事実は、その後も多くの研究者によって確認された。一七六七年ドイツのノイバウアー、一七七一年ドイツのロブシュタイン、一七七七年フランスのパレッタ、一七七九年ドイツのリスバーグ、一七八〇年フランスのヴィク・ダジール、一七八〇年スウェーデンのマルティン、一七八一年オランダのサンディフォルト、一七

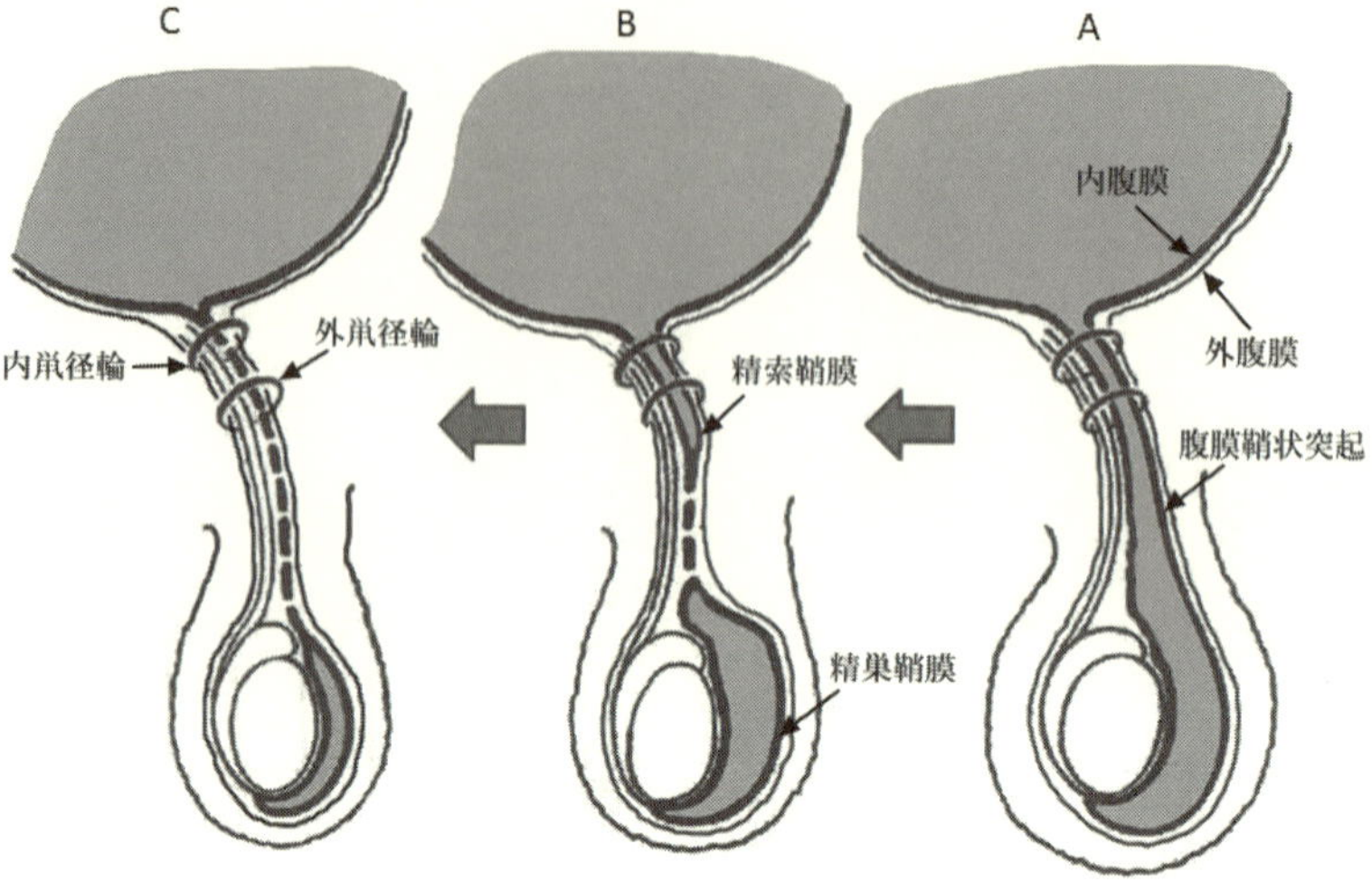

図11　先天性ヘルニアの起こり方

Potts WJ, et al Ann Surg 132：566-576, 1950の図を改変

腹膜鞘状突起の閉鎖はABCの順で進行する。A. 閉鎖していない時期の鞘状突起に臓器が入り込めば、いわゆる先天性ヘルニア［マルゲーニュの精巣鞘膜ヘルニア］になる。B. 閉鎖する途中の鞘状突起の中に臓器が入り込めば、ヘルニア嚢の中に精巣がない先天性の鼡径ヘルニア［マルゲーニュの精索鞘膜ヘルニア］になる。C. 正常

八五年イタリアのブリュニョーニらの報告により、新生児の六〇％から八〇％以上で腹膜突起の上端が開いていることが明らかにされた。

上部も下部も開いて全体が開存している腹膜突起に内臓が入り込めば、ヘルニア嚢の中に精巣があるヘルニア［ハラーの先天性ヘルニア］になる。カンパーは、下部が閉じて上端が開いている腹膜突起に内臓が入り込めば、原因は先天性だが、ヘルニア嚢の中に精巣がないヘルニアが起こると考えた［以下、このヘルニアを「先天性の鼡径ヘルニア」と呼び、ハラーの先天性ヘルニアから区別する］。こどもでは腹膜突起の開存率がヘルニアの発生率よりはるかに高いので、鞘状突

起のすぐ隣りに別の腹膜嚢ができるとは考えにくく、ヘルニアは鞘状突起の中にはみ出すと考えるほうが自然だった。それゆえ、こどものヘルニアの原因はすべて先天性で、腹膜突起の開存に起因するという考えが広く受け入れられるようになったのである［図11］。

ところで、腹膜突起は鞘膜や筒状鞘などの多くの名前で呼ばれたが、一九世紀に鞘状突起という名前［第3章を参照］が復活し、その後はこの名前で呼ばれるようになった。それゆえ、本書では今後この名前を用いることにする。

(2) ヘルニア嚢の中に精巣がない先天性の鼡径ヘルニアの実例

フェルネルが明らかにしたように、ヒトの鞘状突起は閉じている。しかし、新生児では開いているという。では、鞘状突起はいつどのように閉鎖するのだろうか。

この疑問の解明に挑戦した者は多かったが、結論は出なかった。鞘状突起の上端が閉鎖しにくいことは明らかだった。カンパーは鞘状突起の閉鎖が陰嚢上部からはじまると主張したが、鞘状突起の中央からはじまるとか、上端を含む複数の部位からはじまると主張する報告もあった。また、パレッタは生後二〇日から三〇日で完全に閉鎖すると考えたが、開存している年長児もしばしば報告された。また、ハラーの先天性ヘルニアの成人例が報告され、生前にヘルニアがなく剖検時に鞘状突起の開存が認められた成人例の報告も少なくなかった。

いずれにせよ、鞘状突起の上端が開いている時期はかなり長いことが分かった。この時期に内臓がはみ出せば、ヘルニア嚢の中に精巣がない先天性の鼡径ヘルニアになると考えられた。しかし、ハラーの先天性ヘルニアと同じように、この考えは推測にすぎなかった。

一八〇四年にイギリスの外科医アストリー・クーパーは、このヘルニアの実例について、次のように報告した［文中の鞘膜は鞘状突起を意味する］。

[14]精巣が下降しても鞘膜は生後何年も閉鎖しないことがある。私が解剖した六歳男児では、両側の精巣は陰嚢にあるのに鞘膜が大きく開存し、カテーテルを精巣まで通すことができた。生前にヘルニアはなかったが、重労働に従事すれば先天性ヘルニアが起きていたことだろう。聖トーマス病院で手術した絞扼《こうやく》性の先天性ヘルニアの成人男性もこれで説明できる。手術後その男性に聞いた話では、ヘルニアがはじめて現れたのは七週間前だったという。

鞘膜が［中央の］腹輪のところで閉じ、鞘膜の上部は開いたままのことがある。そのときに腸がはみ出れば、風変わりなヘルニアになる。このヘルニアは先天性だが、腸を包んでいるヘルニア嚢が［精巣］鞘膜の中に入るからである。この種のヘルニアを友人のフォスター氏から紹介されたので、それを紹介しようと思う。同様な例はヘイ氏の外科書にもある。……この症例について私は次のように考えた。精巣が下降した後、鞘膜は腹輪のところで閉鎖したが、その上部と下部は開存した。上部に腸がはみ出し、鞘膜が癒着したまま長く伸びて袋を形成した。……この例は、精巣がヘルニア嚢の中ではなくヘルニア嚢の下にあるので、［精巣］鞘膜内へのヘルニア［先天性ヘルニア］とは呼べないだろう。

クーパーはヘルニア嚢が鞘膜に由来するヘルニアの原因は先天性と考えていたので、「このヘルニアは先天性」だと述べた。しかし、先天性ヘルニアとは呼ばなかった。同様な例を報告したヘイも、そのヘルニアを先天性のヘルニアとみなしたが、先天性ヘルニアとは呼ばなかった。[15] 二人とも精巣鞘膜内へのヘルニアすなわち「ヘルニア嚢の中に精巣があるヘルニア」でなければ先天性ヘルニアとは呼べないと考えていたからである。それゆえ、二人はこのヘルニアに別の名前を与えた。[16] ヘイは患者が一歳だったので「乳児ヘルニア」と呼んだ。フォスターの患者は三一歳の成人だったので、クーパーは一八二七年にこれを「被嚢ヘルニア」と名付けた。

6 「鞘状突起説」の誕生

一九世紀はじめ、先天性ヘルニアはいつの間にか「ヘルニア嚢の中に精巣があるヘルニア」と定義されていた。しかし、鞘状突起の研究が進むにつれ、原因が先天性といえるヘルニアはこの先天性ヘルニアだけではないことが明らかになった。

前述したように、「ヘルニア嚢の中に精巣があるヘルニア」という定義に合致するヘルニアは少ない。このようなヘルニアは陰嚢ヘルニアの一部にすぎないからである。それゆえ、こどもでも成人でも先天性ヘルニアはまれだと考えられていた。しかし、一七六三年にポットは『ヘルニア論』

の第二版で、鼡径ヘルニアが陰嚢ヘルニアに進行することはほとんどないと述べ、次のような脚注を付け加えている。

幼若児の陰嚢に現れるヘルニアがすべて先天性（つまりヘルニア囊が精巣鞘膜からなる）だと強弁するつもりはないが、それを調べて証明する機会のあったヘルニアはすべてそうだった。これ〔陰嚢ヘルニアか否か〕によって乳児のヘルニアが通常のものか先天性のものかを判断しても誤りではないと考えている。[17]

ポットはこどもの陰嚢ヘルニアはすべて先天性ヘルニアだと考えたのである。

その後、新生児の多くは鞘状突起の上端が開いていることをカンパーが明らかにし、こどものヘルニアは鼡径ヘルニアも先天性と考えられるようになった。

ハンターやポットは先天性ヘルニアの成人例を報告し、先天性の鼡径ヘルニア〔被嚢ヘルニア〕の成人例もあることがクーパーによって報告された。また、クーパーは急に出現する鼡径ヘルニアを先天性とみなした。後天性ヘルニアはヘルニア嚢が徐々にできるので、急に出現するとは考えにくい。しかし、先天性の鼡径ヘルニアは発症する前からヘルニア嚢があるので、急に出現しても不自然ではないと考えたからに違いない。

これらのことから、こどもか成人かにかかわらず、外鼡径ヘルニアはすべて鞘状突起の開存に起因するという「鞘状突起説」が芽生えていたと思われる。
一八四一年にフランスの外科医マルゲーニュは、先天性ヘルニアは成人にもあるので、先天性ヘルニアという名前は不適当だと指摘し、鞘状突起ヘルニアと呼ぶべきだと主張した。また、鞘状突起ヘルニアは陰嚢ヘルニアだけでなく鼡径ヘルニアにも少なくないと指摘した。それゆえ、マルゲーニュは鞘状突起ヘルニアを二つに分類し、ハラーの先天性ヘルニアを精巣性鞘状突起ヘルニア、先天性の鼡径ヘルニアを精索性鞘状突起ヘルニアと呼んだ。[18]
一八五八年にクーパーの孫弟子バーケットは、クーパーの「鞘膜内へのヘルニア」という言葉とマルゲーニュの考えに啓発され、先天性ヘルニアを腹膜鞘状突起ヘルニアと言い換えた。また、腹膜鞘状突起の開存に起因する先天性のヘルニアは、陰嚢ヘルニア［ハラーの先天性ヘルニア］だけでなく鼡径ヘルニアにも多いことを強調した。[19]
マルゲーニュとバーケットは「鞘状突起説」を信じていたに違いない。しかし、彼らはその考えを公言できなかった。鼡径ヘルニアが先天性か後天性かを見分ける方法は、ヘルニア嚢の中に精巣があるか否かを確かめることしかなかったからである。それゆえ、外鼡径ヘルニアはすべて鞘状突起の開存に起因すると断言することはできなかった。
ほかに「鞘状突起説」を裏付ける証拠は、ハラーの先天性ヘルニアと被嚢ヘルニア［乳児ヘルニア］がこどもにも成人にも存在するという事実と、こどもでは鞘状突起の開存率がヘルニアの発生率より高いという事実しかなかった。それゆえ、「鞘状突起説」の適用はこどもに限られ、成人の鼡径ヘルニアはほとんどが後天性だと考えられていた。すなわち、患者の年齢によってヘルニアの原因が違うという考えは一九世紀後半に生まれたのである。

「鞘状突起説」を密かに信じる外科医は少なくなかったが、このヘルニア原因説を公言する者は二〇世紀初頭まで現れなかった〔第8章を参照〕。

第6章　クーパーの鼡径解剖

ヘルニアの原因説を離れ、再び鼡径解剖の研究史にもどろう。

現在の鼡径解剖の知識は、一九世紀はじめにアストリー・クーパーによってほぼ完成されたといわれている。一八九三年にアメリカの外科医ハルステッドは「クーパーの本が出版されて以来、どんな種類のヘルニアについても新しい知識はほとんどない」[1]と述べた。また、一九五二年に出版されたアストリー・クーパーの伝記にも次のように書かれている。

クーパーの本を読まなくても、外科医は知らず識らずに彼の本にある知識をほかの本から得ている。手術治療や無菌法が発展し、大きく進歩したにもかかわらず、一八〇四年にクーパーが書いたことは現在でもほとんど変化していないからである。[2]

鼡径解剖はヘルニア診療の要である。鼡径ヘルニアに関する現在の知識に問題があれば、それは鼡径解剖に関するクーパーの考えそのもの、あるいはその解釈の仕方に問題があるからだといっても過言ではない。それゆえ、「患者がこどもか成人かによって手術法が違う」理由を知るには、クーパーが残した記述を吟味することが不可欠といえる。

1　クーパーのヘルニア書

クーパーはイギリス東部のノーフォークで生まれ、一六歳のとき医学を志し、ガイ病院の外科医だった叔父を頼ってロンドンに出た。クーパーはすぐに聖トーマス病院の外科医ヘンリー・クラインの徒弟になった。幸運なことに、ジョン・ハンターを高く評価していたクラインに勧められ、クーパーはジョン・ハンターの講義を聴講した。クーパーはハンターに心酔し、自分の目で見たものしか信じないという彼の姿勢にならって鼡径解剖を研究した。

クーパーの代表的なヘルニア書は三つある。[3] 一八〇四年に出版された初版上巻『鼡径ヘルニアと先天性ヘルニアの解剖と外科治療』、一八〇七年に出版された初版下巻『股ヘルニアと臍ヘルニアの解剖と外科治療』、一八二七年にクーパーの教え子アストン・キーが初版を編集して一冊にまとめた第2版『腹部ヘルニアの解剖と外科治療』である。いずれも美しい図譜を満載したエレファントフォリオ判（七一×五八センチ）の大著である。一八四四年にはアメリカで、第2版がA4判ぐらいに縮小されて出版された。イギリス版は判型だけでなく活字も大きいので、鼡径解剖に関する部分を縮小し、付録として巻末に添えた。このほかにも三種類の講義録と[4]『精巣の構造と病気』[5]などに鼡径解剖に関する重要な記述がある。

クーパーは、ヘルニア書の初版上巻の序文で「この領域に関する他人の考えを引用しないように努めた」と述べ、参考文献を記載しなかった。しかし、本人は気づかなくても、クーパーは先人から多くの恩恵を受けていた。とくに師のジョン・ハンターからは大きな影響を受けていたが、彼は先人から受けた影響も参考にした文献も明記していないことが多い。それゆえ、クーパーの記述を読むときは、これらを読み取らなくてはならない。

2　クーパーの発見

一八世紀末、精索は内腹斜筋と腹横筋の下をくぐり、腹輪つまり外腹斜筋の穴を通ると考えられていた。腹輪は、トンネルではなく、単なる穴にすぎなかった。腹輪をふさぐ構造物は精索のほかにセル状の詰め物しかなく、腹輪の穴は腹膜に直面していると考えられていた。しかし、この考えでは腹壁に防御機構がなく、ヘルニアが簡単に起きてしまう。実際はそれほど簡単にヘルニアにならないので、[6]多くの外科医がヘルニアを防いでいる仕組みを探した。

(1)横筋筋膜と結合腱の発見［図12］

クーパーは、何かが腹輪をふさいでいるに違いないと考え、鼡径部を丁寧に解剖し、それを探した。一八〇四年にクーパーは次のように述べている［付録1、5頁］。

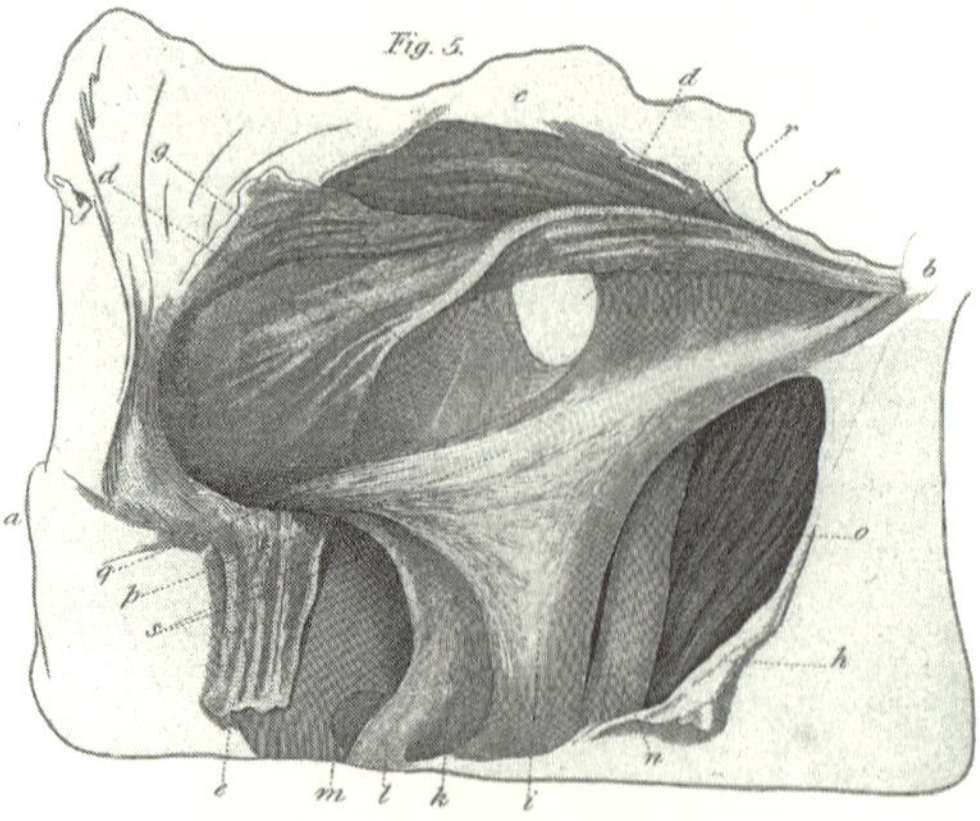

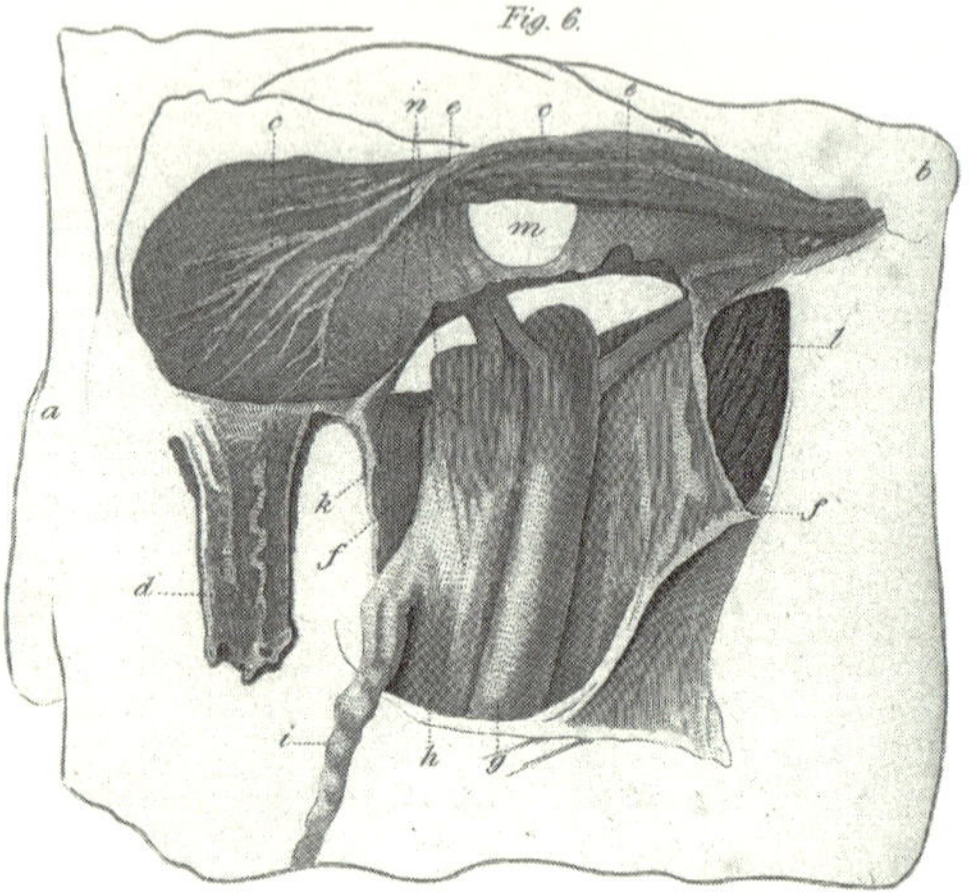

図12　左側の鼡径管後壁と大腿血管鞘

Figure 5：a. 恥骨　b. 腸骨　c. 腹筋　dd. 腹横筋　e. 外腹斜筋腱膜　f. 横筋筋膜のouter portion　g. 横筋筋膜のinner portion　h. 大腿筋膜　i. 大腿動脈鞘　k. 大腿静脈の鞘　l. 大伏在静脈　m. 大腿筋膜の半月縁　n. 前大腿神経　o. 腸骨筋　p. 大腿血管鞘の付着部　q. 大腿血管鞘の一部　r. 精索を通す横筋筋膜の穴　s. 大腿ヘルニアが起こる部位

Figure 6：a. 恥骨　b. 腸骨　cc. 腹横筋　d. 外腹斜筋の停止部　ee. 横筋筋膜の内側部　ff. 開いた大腿血管鞘　m. 精索を通す内腹孔　n. 大腿ヘルニアが起こる隙間

Cooper AP：The Anatomy and Surgical Treatment of Crural and Umbilical Hernia, etc. 1807のPlate Ⅲより引用

横筋筋膜のouter portionとinner portionというクーパーの表現から、横筋筋膜は浅葉と深葉の２枚からなるとする考えがあるが、これは誤りである。クーパーのいうouterとinnerは、浅深ではなく、正中線からの遠近［現在のlateralとmedial］を意味しているからである。この図からも、同じ構造物の部分［外側部と内側部］を意味していることが分かる

[3]腹輪の穴はそのすぐ後ろで腹腔に続くと考えている外科医が多い。しかし、実際はそうではない。精索が腹腔に直行することを腱と筋膜が妨げている。おそらくこれらは腹部内容がはみ出るのを防ぐためのものだろう。穴を閉じている腱は内斜筋〔内腹斜筋〕と横筋〔腹横筋〕の腱である……横筋の下縁は大腿弓から起こり、精索を横切って薄い腱となり、内斜筋の腱と結合する。この腱は腹輪の後ろを通り、恥骨体に固く付着する。私はこの腱から半円状の続きが出て筋膜になっているのを観察した。

クーパーは内腹斜筋の腱と腹横筋の腱が結合した腱とこの腱から出ている半円状の筋膜が腹輪の穴をふさいでいると指摘し、一八〇七年にこの筋膜を「横筋筋膜」と名付けた〔付録2・4頁〕。内腹斜筋の腱と腹横筋の腱が結合した腱は、後に「[7]結合腱」と呼ばれた。結合腱と名付けたのはクーパーではないが、結合腱を発見したのはクーパーである。

一八二七年にクーパーは横筋筋膜の発見について次のように述べている〔付録3・6頁脚注〕。

[3]私は横筋筋膜を次のようにして発見した。精索は腹壁動脈の外側を斜行しているとクライン氏がよくいうのを聞いていたので、この斜行性の原因を調べ、どんな構造物が外腹輪を閉じているのか確かめようと考えた。すると、[8]イネスの記述とは異なり、内斜筋の腱が腹輪の背側で恥骨に付着し、横筋の腱も恥骨に付着していた。内斜筋と横筋を〔鼡径靱帯から〕起こして腹膜を

調べると、驚いたことに、これらの筋肉と腹膜の間に構造物〔横筋筋膜〕があり、それにある穴を精索が通って穴の縁に薄い膜で癒着しているのに気付いた。

クーパーによれば、横筋筋膜を発見した契機はクラインの話だった。しかし、それだけだったとは思えない。内腹斜筋と腹横筋の筋肉線維を起始部の鼡径靱帯から切離して起こしたとき、クーパーはその下にセル状の組織が広がっているのを認めた。クラインの話だけだったら、クーパーはこれをむしり取っていただろう。当時の解剖学者たちは、セル状の組織を単なる詰め物として取り去っていたからである。クーパーがそうしなかったのは、セル状でもこれが立派な構造物に見えたからである。クーパーはジョン・ハンターから筋膜という概念を学んでいた。それゆえ、この構造物が単なる詰め物ではなく筋膜として認識できたのである。

(2)新しい「腹壁脆弱説」の提唱

クーパーは精索が通る横筋筋膜の穴を発見し、これを「内腹輪」と名付け〔付録2・4頁〕、それまでの腹輪を「外腹輪」と呼び換えた。腹壁には内腹輪から外腹輪まで隙間があり、精索はこの隙間を通る。一八〇七年にクーパーはこの隙間を「鼡径管」と呼び〔付録2・3頁〕、一八三七年には鼡径管の後壁は結合腱と横筋筋膜、前壁は外斜筋の腱膜、下壁は鼡径靱帯からなると説明した〔上壁には言及しなかった〕。現在、外腹輪は外鼡径輪、内腹輪は内鼡径輪という名前に変わり、鼡径管という用語はそのまま用いられている。

鼡径管はファロッピオの腹輪に相当するが、一八〇四年にクーパーも鼡径管のヘルニア防御機構〔斜行性による逆止弁作用〕について次のように説明している〔付録1・7頁〕。

精索の経路は、上方の穴〔内鼡径輪〕から腹輪〔外鼡径輪〕まては斜めそのもので、大腿上部の中央に向かって下降し、その後は急にもっと垂直になって精巣に向かう。(3)

このように精索の根部〔鼡径管〕が斜めに走るのは、腹部内臓がはみ出さないようにするためだと思われる。精索が腹輪のすぐ後ろから出ていれば、いつも重労働を行う人にヘルニアから免れる者はないだろう。実際は経路が斜めなので、内臓のはみ出しは妨げられている。とくに、腹輪の後ろにある〔結合〕腱が腹部内臓で押されると、この仕掛けが弁として働くからである。斜めの穴は押される力に比例する力で閉鎖する。

クーパーが観察した大きな外鼡径ヘルニアでは、鼡径管の後壁が内下方に押され、内鼡径輪が腹輪のすぐ後ろにまで拡大し、精索が腹輪のすぐ後ろから出ていた。簡単にいえば、鼡径管が真っ直ぐになっていた。そのため、クーパーは鼡径管後壁が脆弱化して鼡径管の斜行性が失われることが鼡径ヘルニアの原因だという新しい「腹壁脆弱説」を主張するようになった。

3　筋膜の概念

繰り返すが、クーパーが単径管の後壁すなわち横筋筋膜を発見できたのは、筋膜fasciaという概念を知っていたからである。それゆえ、クーパーの解剖知識を検討するとき、筋膜の概念が鍵になる。膜という言葉は古代からあるが、膜の近代的概念は一七九九年に出版されたフランスの解剖医ビシャの『諸膜論』を基礎にしている。[9] ビシャは膜を粘膜、漿膜、線維膜の三つに大別し、筋膜を線維膜に含めた。しかし、ビシャはfasciaという言葉を用いなかった。この言葉を現在の筋膜という意味にはじめて用いたのはクーパーの師ジョン・ハンターである。

(1) 筋膜概念の誕生

横筋筋膜は詰め物のように見えるセル状の線維膜である。線維膜を漿膜や粘膜と同等の構造物とみなす考え［組織学］はビシャの時代まで一般的ではなかった。線維膜は、顕微鏡で見ると細胞からなる漿膜や粘膜とは異なるが、肉眼で見ると同じような膜に見える。ビシャは、膜を肉眼で研究し、線維膜を立派な構造物とみなした。

ビシャが線維膜のひとつに挙げたaponevroseは腱膜や筋膜と翻訳されている。このフランス語はaponeurosisというラテン語に由来し、一八世紀半ばまで腱tendonの同義語だった。これが腱膜という意味をもったのは、ディオニスがその意味でこの言葉を用いた一六九〇年頃からのことだと思われる［第3章を参照］。さらに、一七四八年に同じフランスの外科医アルノーは、[10]「Aponevroseは、丈夫で緻密な膜で、通常の膜よりも厚い。その性状は腱と同じで、腱が広がったものにすぎない。その用途は腱と同じだが、ほかの筋肉を被うことにも用いられる」と述べた。すなわち、このフランス語を筋肉を包む膜つまり筋膜の意味にも用いたのである。

一七七六年から一七八二年にかけて、ジョン・ハンターは英国学士院で「筋肉運動について」と題する六回の連続講義を行った。ハンターはフランスの外科医と同じ考えを述べたが、aponeurosisではなく筋膜fasciaという用語を用い、次のように述べた。

大きく広がった腱tendonを筋膜fasciaと呼ぶ。この〔膜状の〕形態はいろいろな目的に役立っている。その線維は、かなり平行に走ることもあるが、交錯することが多い。この腱は柔軟で、強靭で、手頃な大きさである。また、この材料の用途はきわめて広く、複雑で、多様である。……きわめて薄い筋膜は総筋膜と呼ばれ、外腹斜筋、広背筋、胸筋などのような、浅層のとくに広い筋肉を被う。[11]

ハンターがfascia、tendon、aponevroseを同類の線維膜とみなしたことは明らかだろう。Fasciaの意味が筋膜になったのはこれが最初と思われる。ジョン・ハンターの教えを受けたクーパーは、この筋膜という新しい概念のお陰で、横筋筋膜を発見したのである。

(2) 筋膜概念の普及

一九世紀はじめ、肉眼で見える人体の構造はほとんど明らかになった。自分の目で観察し、未知の構造物を発見するという解剖学はほぼ完成したといわれている。これについては「バークレーのガチョウ」と呼ばれるたとえ話が有名である。スコットランドの解剖学者バークレー[12]は、人体のおもな構造物はすべて発見されたと考えていた。

しかし、それは誤りだった。目の前にあっても、名前［概念］のないものは目に入らないからである。前述したように、多くの線維膜は単なる詰め物のような組織とみなされてむしり取られていた。線維膜が立派な構造物として認識されるようになったのは、筋膜という概念が生まれ、今まで見えていなかったものが見えるようになったからである。

クーパー[12]は『腹部ヘルニアの解剖と外科治療』の序文で次のように述べている。

一八〇四年に本書の初版上巻を出版したが、それ以来ヘッセルバッハ、ロレンス、スカルパの研究でヘルニアの問題はさらに明らかにされた。その功績は言葉では言い表せない。うれしいことに、彼らや最近の解剖学者の多くが私の記述に同意してくれた。すなわち、横筋筋膜、上腹部の穴［内鼡径輪のこと］、大腿血管鞘に由来する大腿ヘルニアの被膜で私が固有筋膜と命名した膜に関する記述のことである。[3]

横筋筋膜は当時のヨーロッパ諸国の有名な外科医たちから承認された。それは筋膜という概念が国際的に認められたことでもあった。一八世紀末に線維膜の概念が確立したことと相まって、多くの線維膜が筋膜と呼ばれるようになった。それゆえ、現在○○筋膜と呼ばれている解剖学用語は、大腿筋膜を除けば、すべて一八〇四年以降につくられたといってよい。

たとえば、皮膚と腹筋の間にある二層の皮下脂肪層と外腹斜筋の固有筋膜はみな○○筋膜と呼ばれるようになった。一八〇七年にクーパーは外腹斜筋の筋膜を浅在筋膜と呼んだ〔付録2・2頁〕[13]。この筋膜は、すでにカンパーが記載していたので、一八一一年頃にアラン・バーンズがカンパー筋膜と呼び換えた。その後、バーンズは全身の皮下脂肪層も筋膜と呼び、一八四一年にモートンが深層の皮下脂肪層をスカルパ筋膜と呼んだ。そのためか、カンパー筋膜は浅層の皮下脂肪層を意味するようになり、外腹斜筋の筋膜は深在筋膜と呼ばれた。その後、一九三一年にアメリカの外科医ギヤロ－デットは外腹斜筋の筋膜を無名筋膜と名付けた。

4　精索と腹壁における筋膜の連続性〔図13〕

筋膜の概念は精索の被膜にも応用された。

一八世紀まで精索の被膜は精索鞘膜だけと考えられていた。しかし、一九世紀にクーパーの画期的な研究が報告されて以来、精索の被膜は三枚あると考えられている。精索の被膜について、クーパーは一八二七年に次のように説明した〔付録3・7頁〕。

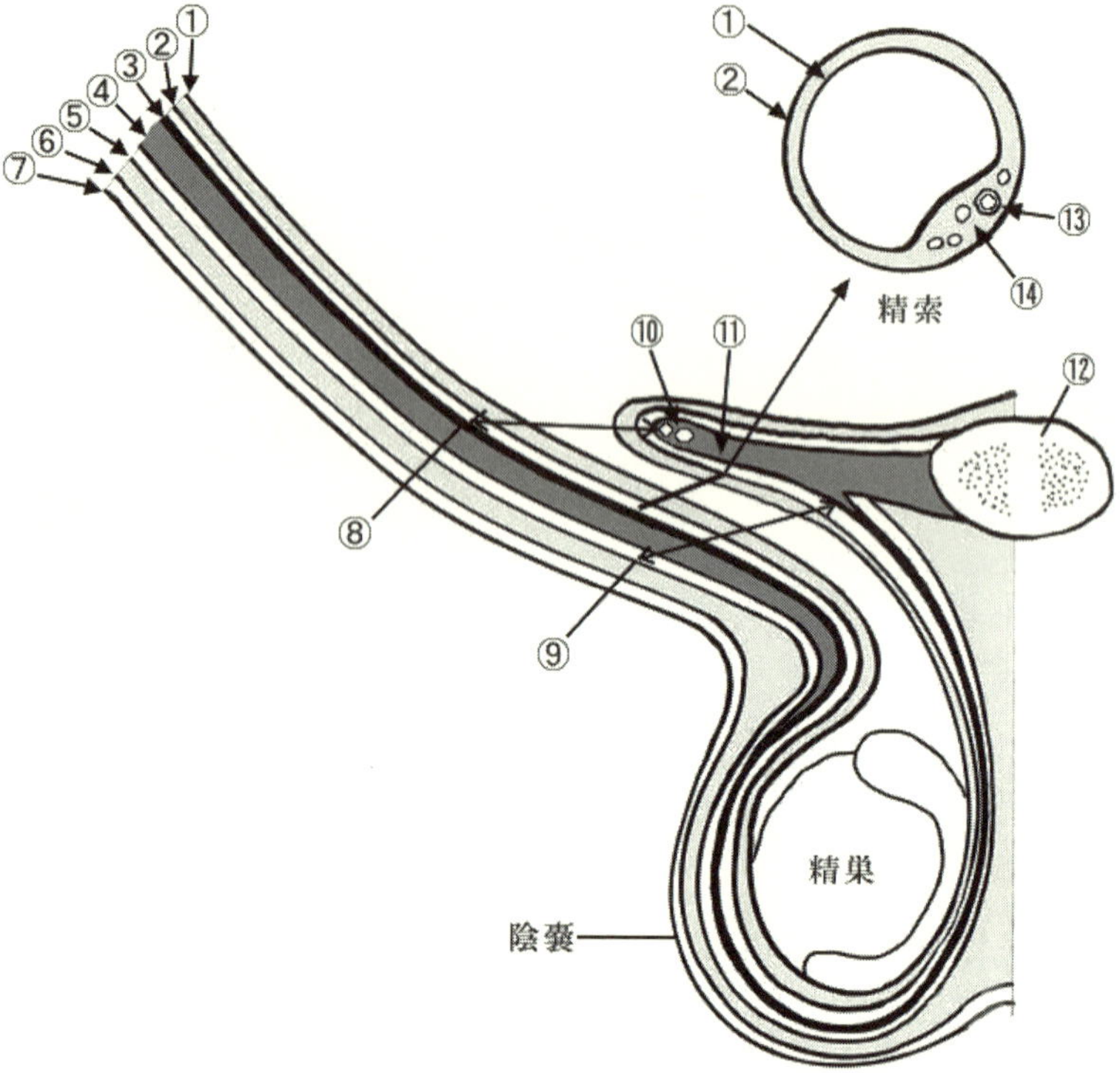

図13　腹膜鞘状突起が開存している鼡径と陰嚢の模式図［人体解剖に基づいて筆者が作成］。以下の［　］内は精索・陰嚢での呼称
①腹膜［腹膜鞘状突起］ ②漿膜下組織［内精筋膜］ ③横筋筋膜［精巣挙筋膜］ ④腹横筋と内腹斜筋［精巣挙筋］ ⑤外腹斜筋と無名筋膜［外精筋膜］ ⑥皮下組織［ダルトス］ ⑦皮膚［陰嚢］ ⑧内鼡径輪　⑨外鼡径輪　⑩下腹壁動静脈　⑪結合腱　⑫恥骨　⑬精管　⑭精巣動静脈
内精筋膜と精巣挙筋膜との間は、癒着がほとんどないので、簡単に剥離できる。また、下腹壁動静脈は大腿動静脈の枝なので、下腹壁動静脈を包む結合組織と大腿動静脈を包む結合組織［大腿血管鞘］はいずれも横筋筋膜の続きである

精巣脈管[3]は伴走する神経やリンパ管とともにa double covering of the peritoneumに被われる。この被膜は、これらの器官が腹腔を離れるところから起こり、精索鞘膜と呼ばれる。この層は精巣の約1インチ上方で二層に分かれて漿膜の袋を形成し、精巣の前方を被って精巣が自由に動けるようにしている。この袋は精巣鞘膜と呼ばれる。精索は内腹輪と外腹輪の間で精巣挙筋に被われる。精巣挙筋は、外斜筋の腱［外腹斜筋腱膜］の下で内斜筋と腹横筋の辺縁から起こり、精索に沿って陰嚢まで下降し、精巣鞘膜に付着する。一般に精巣挙筋は下腹壁動脈の枝とともに精巣まで下降する。それゆえ、外腹輪と精巣の間で、精索はa double peritoneal coatからなる鞘膜で被われ、次に精巣挙筋で被われ、最後に外斜筋の腱から出る筋膜で被われる。

A double covering of the peritoneumやa double peritoneal coatという英語が何を意味するかについては、後で説明する。ここでは、クーパーが精巣脈管を被う三枚の膜を外から順に、外斜筋の腱から出る筋膜、精巣挙筋、精索鞘膜と呼んだことに注目してほしい。

クーパーは、精索の被膜は腹壁からの続きと説明したが、横筋筋膜の続きには言及していない。腹筋層はすべて精索に続くという現在の考えを知らなかったからである。この考えは一八一七年にフランスの解剖医クロケーが次のように述べたことにはじまるといわれている。

精巣下降[14]が起こる時期より前に精巣挙筋は存在しない。精巣挙筋が形成されるのは、精巣導帯が精巣を腹部から陰嚢に引き下ろすときである。私は、精巣下降の前、中、後の胎児を何例も解剖し、この事実を確認した……内斜筋の下部線維は、プパール靱帯から起こり、灰色の索である精巣導帯の前を通る。この時期［胎生五、六カ月未満］の精巣導帯は鼡径管内だけにしか存在しない。それゆえ、内斜筋の下部線維は鼡径管内からまったく出ない。この線維の中ほどは精巣導帯に密着している。この部分が引き下ろされると、この線維は導帯とともに外輪を通って下降し、凹面を上方に向けた曲線を形成し、さらに精巣と精索の上にまで伸びる。内斜筋の下部線維はゆるみ、線維が伸びて外輪から出るのを助ける。精巣導帯を引き下ろしてみれば、正常な精巣下降を起こし、精巣挙筋を人工的につくることができる。

クロケーは、精巣が腹壁を通るとき、内腹斜筋と腹横筋の下縁から数本の筋肉線維がバラバラに引き離され、ループ状の精巣挙筋が力学的に形成されると考えた。すなわち、精巣挙筋を腹筋の続きとみなしたのである。さらに、精索を被う膜はすべて腹筋層の続きで形成されると述べ、横筋筋膜から続く精索の被膜を「漏斗状鞘」と呼んだ。

このクロケーの著書が英訳されるのは一八三五年なので、一八二七年にクーパーはこの考えを知らなかったかもしれない。しかし、一八一八年に出版されたドイツの生理学者カールスの著書にある次の記述については知っていたと思われる。

ラット[14]のように精巣が相対的にきわめて大きい場合、精巣と精管は女性の子宮のように一種の間膜でつなげられている。腹筋を通り抜けるとき、筋肉線維の一部が腹筋から離れて精巣挙筋を形成し、腹膜の袋は管（鞘膜の管）を形成する。ヒトではこの管は部分的に閉鎖するが、ほかの動物では開存したままで、齧歯類ではきわめて太く、精巣はときどき引っ込む。

このカールスの著書は一八二七年に英訳されたので、クーパーは遅くともこのときには腹壁層と精索被膜の連続性に関する考えを知ったに違いない。

いずれにせよ、クーパーはカールスやクロケーの新しい考えに基づいて腹筋層と精索被膜の連続性を再検討し、一八三〇年に精索の被膜をすべて何とか筋膜と言い換えた。このときクーパーがつくった内精筋膜と外精筋膜という用語は現在も用いられている。

5　クーパーの鼡径解剖における問題点

腹壁と精索の筋膜の連続性に関するクーパーの再検討は未完成だったに違いない。そのことが現在の鼡径解剖の知識に大きな混乱をまねいている。

鼡径解剖は理解しにくいとよくいわれる。それは鼡径解剖が複雑だからではない。膜状構造物の個体差が大きいからでもない。ましてや、学ぶ者の理解能力が低いからでもない。現在の鼡径解剖の基礎になっているクーパーの説明が不十分だからである。とくに膜状構造物の定義と同定については、クーパーの残した記述には問題が少なくない。

(1)クーパーの腹膜概念

膜状構造物に関するクーパーの記述を理解するには、まずクーパーの腹膜概念を考える必要がある。というのも、クーパーは横筋筋膜が腹筋と腹膜との間にあると説明しているからである。腹膜は昔から二重の膜だと考えられていたが、一九世紀の解剖学者の間には腹膜を一枚の膜とみなす考えが広まっていた。クーパーは腹膜をどのように考えていたのだろうか。

結論からいえば、一八〇四年にクーパーは腹膜が二枚の膜からなると考えていた。精巣動静脈と精管を被う膜について、次のように説明しているからである〔付録1・6頁〕。

この三つの脈管は、リンパ管と神経とともに伴走し、腹腔から出るところで a double covering of the peritoneum に被われてしっかり束ねられる。この被いは精索鞘膜と呼ばれる……精巣と腹輪〔外鼡径輪〕の間にある精索は、数本の脈管からなり、まず a double peritoneal coat からなる鞘膜に被われ、次に精巣挙筋に被われ、最後に外斜筋から出る筋膜に被われる。腹輪と上方の穴〔内鼡径輪〕の間にあり、腹輪より上方の精索は、同様にこの peritoneal coat と精巣挙筋に被われるが、外斜筋から出る筋膜ではなく外斜筋の腱そのものに被われる。[3]

英語で a double peritoneal coat や a double covering of peritoneum と呼ばれるのはどんな構造物なのだろうか。フェルネル[15]は著書『医学総論』で外腹膜を gemina peritonei tunica と呼んだが、このラテン語は a twin coat of peritoneum と英訳されている。この英語はクーパーの英語とほぼ同じ表現なので、クーパーのいう構造物は外腹膜のことだと考えられる。クーパーは腹膜を二枚の膜とみなし、精索鞘膜を外腹膜の続きとみなしていたのである。前述したように、一八二七年にもクーパーは同じ英語を用いているので、腹膜が二枚の膜からなると考えていた。

しかし、一八三〇年までにクーパーは、クロケーらの解剖学者と同じように、腹膜が一枚の漿膜だけからなるという新しい考えを採用するようになった。

(2) 精索鞘膜と内精筋膜

一八三〇年にクーパーは『精巣の構造と病気』を出版し、その中で内精筋膜という用語をはじめて用い、次のように述べている。

内精筋膜[4]は、精巣挙筋と壁側の精巣鞘膜との間で、精巣挙筋の下にある一枚の筋膜である。それは内腹輪から出ているので横筋筋膜の続きであり、精巣挙筋は二つの筋膜〔外精筋膜と内精筋膜〕の間にあることになる……精巣鞘膜は漿膜で、空間を形成する。この空間は、出生前には腹腔とつながっているが、一般に出生後には癒着によって閉鎖する。〔精索〕鞘膜は精巣脈管の前方で細い索状物になる。

クーパーは内精筋膜と精索鞘膜との関係を説明しなかったが、両者はまったく別の構造物と考えられる。というのは、クーパーは「鞘膜は精巣脈管の前方で細い索状物になる」と説明しているので、精索鞘膜は存在しなくなるからである。また、クーパーは一八二七年には精索鞘膜を精巣鞘膜の続きとみなしたが、一八三〇年には内精筋膜は精巣挙筋と精巣鞘膜との間にある、つまり精巣鞘膜とは違う構造物だと説明した。さらに、一八二七年には精索鞘膜を外腹膜の続きとみなしたが、一八三〇年には内精筋膜を横筋筋膜の続きと説明した。

しかし、現在の一般的見解では、内精筋膜は精索鞘膜と同じ構造物と考えられている。というのは、クーパーは内精筋膜という構造物を新しく発見したとは述べておらず、一八二七年に精索の被膜が外から順に外斜筋の腱から出る筋膜、精巣挙筋、精索鞘膜からなると説明し、一八三〇年には外精筋膜、精巣挙筋、内精筋膜からなると説明しているからである。

この矛盾の原因は、筆者の考えでは、クーパーが当時の新しい考えとつじつまを合わせようとしたことにある。新しい考えとは、あらゆる腹筋層が精索の被膜に続いているという考えと、腹膜は一枚の漿膜だけからなるという考えである。

クーパーは、外腹膜の存在を否定するため、精索鞘膜を外腹膜ではなく内腹膜［漿膜］の続きということにした。また、内精筋膜という用語をつくり、外腹膜ではなく横筋筋膜の続きということにした。新しい考えでは、精索には横筋筋膜から続く筋膜があるはずだからである。一八二七年までクーパーは、精索が横筋筋膜の穴を通ると述べているので、精索の被膜に横筋筋膜から続く膜はないと考えていたのである。

このつじつま合わせは重大な混乱をまねいた。用語をどう変えようとも、精索鞘膜〔内精筋膜〕が外腹膜〔漿膜下組織〕の続きだという事実は変えられないからである。

⑶横筋筋膜の定義と同定

前述したように、一八二七年にクーパーは「内斜筋と横筋を〔鼡径靱帯から〕起こして腹膜を調べると、驚いたことに、これらの筋肉と腹膜との間に構造物〔横筋筋膜〕があった」と述べた。クーパーのいう腹膜は二重の膜なので、横筋筋膜とは腹筋と腹膜〔外腹膜と内腹膜〕との間にある腹横筋の固有筋膜〔腹横筋筋膜〕のことなのである。

一八三〇年になると、クーパーは腹膜を一枚の漿膜と説明するようになった。そのため、前述したクーパーの説明は正しく理解されなくなり、横筋筋膜の同定に混乱が生じるようになった。一枚の漿膜すなわち内腹膜だけを腹膜とみなせば、腹筋と内腹膜との間にある二枚の膜〔腹横筋筋膜と外腹膜〕のうち、どちらが本当の横筋筋膜なのかと迷うからである。腹横筋筋膜より外腹膜のほうがはるかに目立つので、多くの者は外腹膜を横筋筋膜と誤認した。さらに、一九世紀半ばには、横筋筋膜が二枚の筋膜〔腹横筋筋膜と外腹膜〕からなるという考えが出現し〔図12〕[16]、横筋筋膜の同定だけ

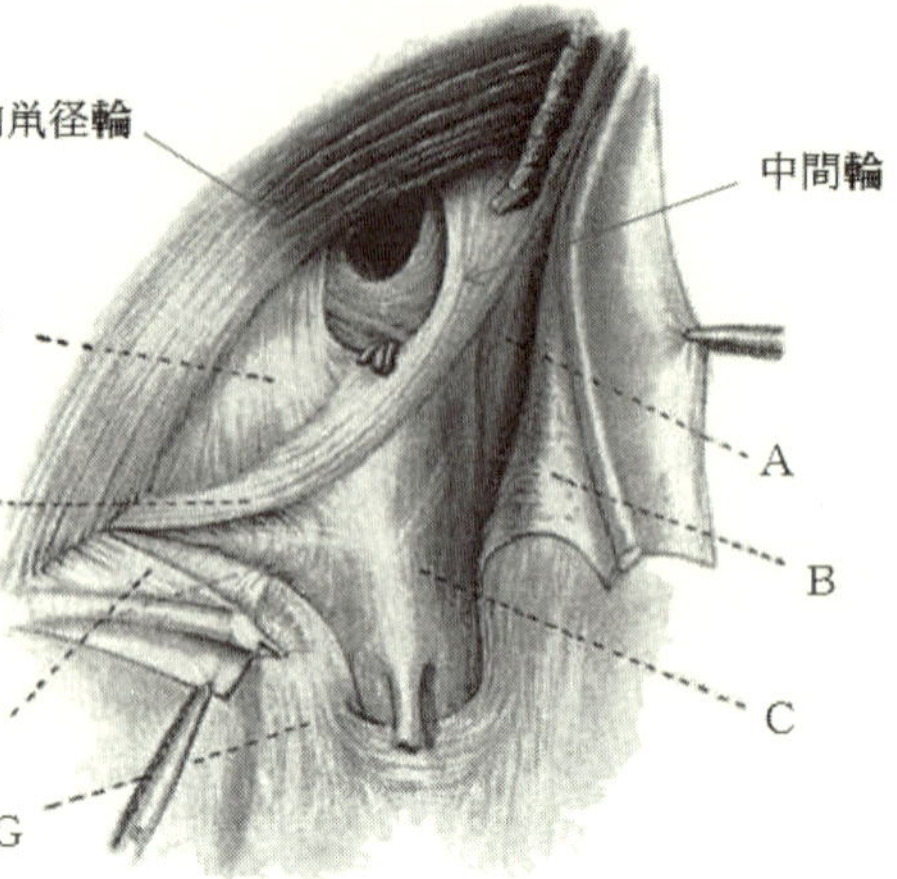

図14　リトルの二つの内鼡径輪［図12に対比するため、原図を反転させ、左側鼡径部の図に改変した］

A. 腸腰筋膜　B. 大腿筋膜　C. 大腿血管鞘　D. 腹横筋膜　E. 深在鼡径靱帯　F. ギンベルナト靱帯　G. 恥骨筋膜

Lytle WJ：The internal inguinal ring.　Brit J Surg 32：441-446, 1945より引用

でなく定義も混乱を深めていった。

また、外腹膜を横筋筋膜と誤認すると、内鼡径輪は二つあるように見える［図14］。これについて、一九四五年にイギリスの外科医リトルは次のように述べている［引用文中の深在大腿弓は腸骨恥骨靱帯 iliopubic tract の別称である。ちなみに、浅在大腿弓は鼡径靱帯のこと］。

[17]内鼡径輪より内側の鼡径管後壁は二層からなる。深在大腿弓によって補強された腹横筋からなる浅層［実は横筋筋膜］と横筋筋膜と呼ばれている深層［実は外腹膜］である。

浅層の腹横筋層は、腹横筋とその腱膜の下方への続きである。これは二層のうち丈夫なほうで、結合腱と腹横筋筋膜からなっている。結合腱は、欠損や発育不良のことが多いが、発育がよければこの層の丈夫な部分で、その絡み合った線維は内下方に向かい、骨盤分界線の内側部に付着する。腹横筋筋膜は、腹横筋の下縁から下方に続き、腹横筋の表と裏を被う筋膜が混ざり合って形成されるのだろう。下方の腹横筋筋膜は後方に向かって深在大腿弓と混ざるが、外方の筋膜は自由縁として内鼡径輪の内側にある。この縁は解剖例の約半数で剖出され、深在大腿弓の自由縁を形成するが、私はこの縁を中間鼡径輪と名付けた。

リトルは二つの内鼡径輪があり、ひとつは上記の中間鼡径輪で、もうひとつがクーパーのいう真の内鼡径輪だと述べた。しかし、リトルは外腹膜を横筋筋膜と勘違いしていた。それゆえ、リトルのいう中間鼡径輪が真の内鼡径輪なのである。

(4) 精巣挙筋［図15］

今までの問題とは少しおもむきが異なるが、鼡径ヘルニアの手術にもっとも大きな影響を与えたクーパーの記述は精巣挙筋の説明である。

精巣挙筋を精索の被膜と説明したことから、クーパーが精巣挙筋を円筒状の筋肉とみなしていたことが分かる。一七世紀の解剖医は精巣挙筋を膜とみなし、一八世紀の代表的な解剖学者ウィンスローも「精巣挙筋は、膜と見まがう薄い筋肉つまり肉の層で、精索の鞘［精索鞘膜］の周囲を下り、精巣鞘膜に停止する」と述べていたからだと思われる。

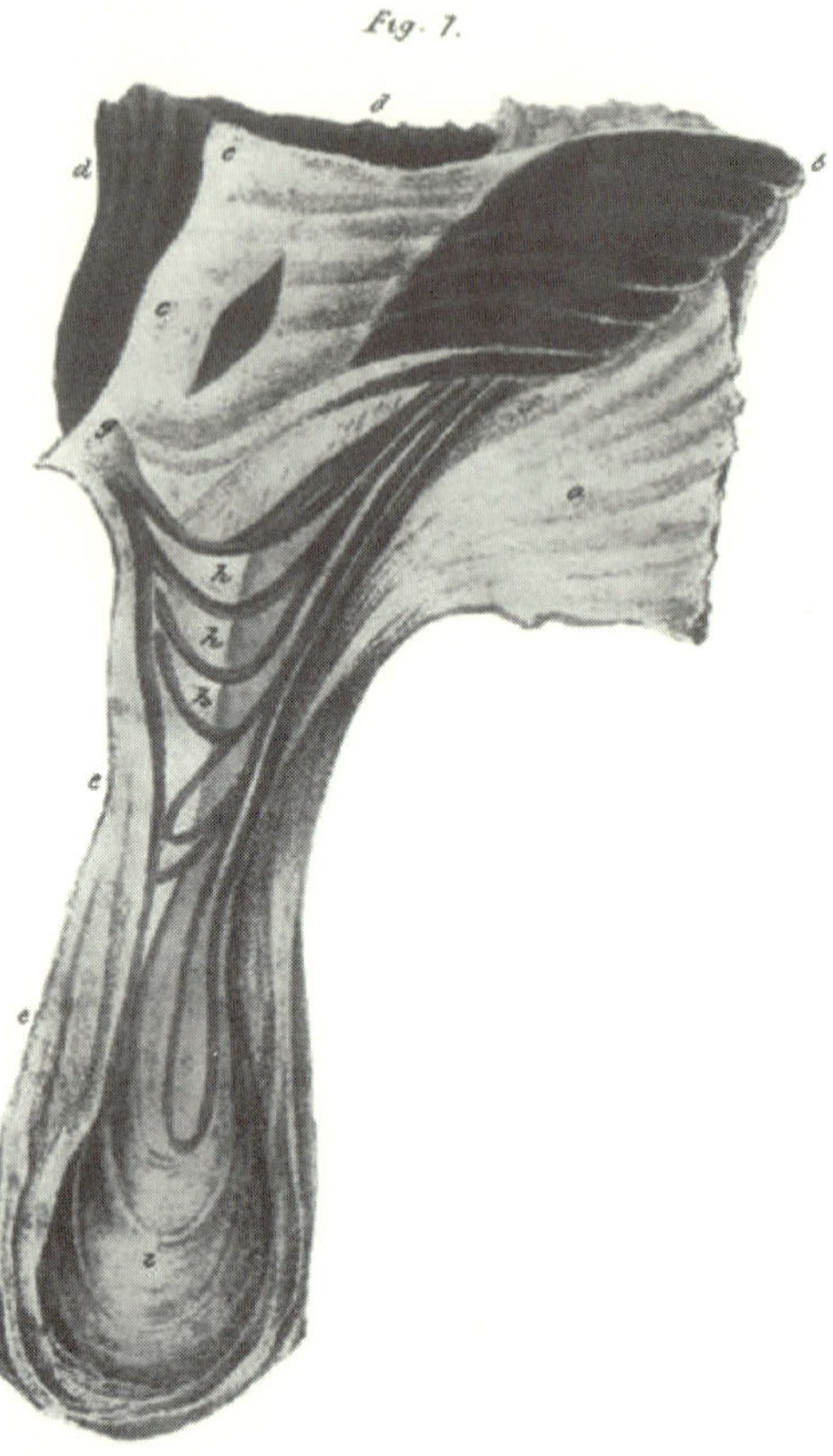

図15　クーパーの精巣挙筋
a. 外腹斜筋腱膜　b. 内腹斜筋　c. 腹直筋鞘　d. 腹直筋　e. 精索の浅在筋膜［外精筋膜］ f. 精巣挙筋の起始部　g. 精巣挙筋が腹直筋鞘に付着するところ　hhh. 精巣挙筋のループ　i. 精巣
Cooper AP：Observations on the Structure and Diseases of the Testis.1830より引用

しかし、一八〇九年にイタリアのスカルパは、この精巣挙筋の層が線維膜とその中に埋まった筋肉線維からなっていることをはじめて明らかにした。また、一八一七年にフランスのクロケーは、精巣挙筋の層を「精巣挙筋からなる筋性被膜」と述べ、精巣挙筋は線維膜の中に埋まっているまばらなループ状の筋肉線維だと説明した。

その後クーパーは一八三〇年に考えを改め、精巣挙筋が埋まっている線維膜［精巣挙筋膜］[18]を精巣挙筋の腱tendonと呼び、精巣挙筋をループ状の筋肉線維として描いた。しかし、現在の外科書では、クーパーの古い考えのほうが生き残り、精巣挙筋が円筒状の筋肉と描かれていることが少なくない。クーパーは精巣挙筋膜と鼡径管の後壁との関係を説明しなかったので、両者の関係がいまだに明らかにされていないためと考えられる。

当然ながら、不十分な解剖知識に基づく手術には問題が起こる。たとえば、有名なバッシーニの手術では、精索を挙上し、精索の背側で横筋筋膜を鼡径靱帯に縫合する手術操作がある。この精索は精巣挙筋に包まれた精索だと考えられている。精索は精巣挙筋に包まれているとクーパーが説明したからである。しかし、[19]精巣挙筋と鼡径管の後壁との関係が理解されていなかったため、精索を挙上する手術操作によって鼡径管の後壁が傷つけられたことに気づかず、鼡径管の後壁が菲薄になっているとか欠損していると報告されることが多かった。

ヘルニアの手術には何百もの術式があり、決定的な術式はないといわれている。その理由は、鼡径解剖の知識がまだ不十分なので、手術法を正しく評価できないからである。

第7章　ヘルニア手術の発展

本章では、一九世紀以降における手術史を概観する。

第4章で述べたように、一八世紀までは「腹膜破裂説」に基づく根治手術が行われた。一八世紀には「腹壁脆弱説」や「鞘状突起説」が提唱されたが、これらの原因説に基づく根治手術が行われることはなかった。当時の手術は死亡率が高く危険だったからである。還納性ヘルニア［整復できるヘルニア］では、治療効果は不確実でも安全な脱腸帯による保存治療が行われた。しかし、嵌頓ヘルニア［整復できないヘルニア］では、不確実な保存治療に固執すれば患者が死ぬ恐れが大きかったので、危険でも効果が確実な嵌頓解除術が行われていた。

一八世紀半ばには、患者の死ぬ危険さえ大きくならなければ、嵌頓解除術のついでに根治手術も行ってしまおうという考えが生まれた。いわば相乗り手術だが、これによって新しい根治手術を試みることができ、ヘルニア嚢だけを結紮する手術や皮下手術と呼ばれる多様な手術が行われた。しかし、どれも成績不良で普及しなかった。

一八四六年に麻酔法、一八六七年に消毒法が開発されると、手術死亡率は大きく減少した。外科のあらゆる領域でいろいろな手術治療が行われるようになり、ヘルニアでも「腹壁脆弱説」や「鞘状突起説」に基づく根治手術が広く行われるようになった。

1　ヘルニア嚢だけを結紮する手術

嵌頓解除術が普及すると、ついでに金線結紮術や王の縫縮術などの根治手術を行う外科医が現れはじめた。しかし、一七七八年にドイツの外科医リヒターは、「腹壁脆弱説」に基づかない手術は効果が不確実だと批判し、ヘルニアを本当に根治するにはヘルニア嚢を閉じるだけでなく腹壁の穴を縮小しなければならないと主張した。

そうはいっても、当時は腹壁の穴を縮小するどころか、ヘルニア嚢だけを結紮する方法さえ知られてなかった。ヘルニア嚢から精巣脈管を分離する方法が分からず、クワックはヘルニア嚢を精巣といっしょに切除するパウロスの手術をいまだに行っていた。しかし、ヘルニアの解剖研究が進んだことにより、精巣脈管をヘルニア嚢から分離できることに気づく外科医が現れた。

[1]ドイツのシュムッカーとランゲンベックはそれぞれ一七七四年と一八〇八年に、外鼡径輪の近くでヘルニア嚢から精巣脈管を分離し、ヘルニア嚢だけを結紮する手術を報告した。これはヘルニアの手術史上で画期的な出来事だった。ランゲンベックは、精巣脈管がヘルニア嚢と総鞘膜［内精筋膜］との間にあると述べ、次のように説明している。

陰嚢[1]が腫れていない小さなヘルニアでは、この手術は容易である。内鼡径ヘルニアでも、精巣脈管は総鞘膜とともに腫れの外側にあり、ヘルニア嚢との癒着はそれほど強くない。大腿ヘルニアではこの剥離がきわめて容易で、ヘルニア嚢全体が剥離しやすい。私はすでにこの手術を一二回行って成功し、患者はみな脱腸帯を着用しなくても重労働が可能である。

イギリスの外科医ウッドによれば、「[2]この方法は死亡率が高く（一〇例中二、三例）、フランスのアクレル、アルノー、プティ、イギリスのアバネシーやシャープらも行ったが、ほとんどが失敗したためこの手術では治せないと考えられ、生命の危険が大きいと批判された」ので、広まらなかったという。しかし、当時のほかの手術と比べ、この手術がとくに危険だったとは思えない。この手術が広まらなかった理由は、シュムッカーもランゲンベックもヘルニア嚢と精巣脈管の分離方法を説明しなかったので、その方法が分からなかったからだと思われる。いずれにせよ、ランゲンベックの後、ヘルニア根治手術は再び行われなくなった。

その後のヘルニア手術の歴史には、化膿の防止という視点からみて、二つの重要な出来事がある。ひとつは一八三〇年代にヘルニアの皮下手術が開発されたこと、もうひとつは一八六七年に消毒法が開発されて直視下手術が発展したことである。

2 皮下手術(3)

ヘルニアの根治手術は一八三〇年代に復活した。そのきっかけになったのは、一八三一年にドイツのシュトロマイヤーが内反足の皮下切腱術を再発見したことである。

皮下切腱術は、皮膚の小切開から細長いメスを入れてアキレス腱を切る手術で、一八一六年にフランスのデルペッシュが考案した。当時は、毒気《ミアズマ》［瘴気］が創傷感染の原因とみなされ、皮膚を大きく切ると創傷が毒気のある空気に触れて化膿する危険が大きくなると考えられていた。デルペッシュは、手術創を空気にできるだけ触れさせないという考えから、皮膚切開をできるだけ小さくしたのである。このような手術は皮下手術と呼ばれた。

皮下手術は、創傷感染による手術死亡率を減らし、斜頸やヘルニアの手術にも応用された。しかし、ヘルニアの皮下手術は鼡径部の構造を指先の感覚だけでしか感じ取れないので、術者の解剖知識が手術の成否を大きく左右した。また、手探りの盲目的な手術なので、できることが限られ、ヘルニア嚢から精巣脈管を分離することはできなかった。皮下手術の目的は、結紮以外の方法でヘルニア嚢を閉鎖するか、腹壁の穴を縮小するかのいずれかだった。

ヘルニアの代表的な皮下手術には、皮栓法、注射療法、ウッド法がある。

(1) 皮栓法または重積法

陰嚢の皮膚を詰め込んで鼡径管をふさごうという手術である。外鼡径輪が拡大したヘルニア患者では、鼡径管の中に陰嚢の皮膚を指で押し込むことができる。

一八三五年にフランスのジェルディは、ヘルニアを整復した後、ヘルニア嚢と陰嚢の皮膚を鼡径管の中に押し込んで固定した。すなわち、腹部の皮膚の上から針を刺入し、押し込んだ皮膚の先端を鼡径管の中に縫い着け、鼡径管をふさいだ。

このジェルディの手術は再発が多かったが、一八三七年にイタリアのシニョローニ、一八三八年にドイツのヴュッツァーが皮膚を切開して行う改良術式を考案した。しかし、これらの改良法も再発が多く、一八七〇年代には衰退した。

(2) 注射療法

皮栓法と同じ頃、ヘルニア嚢同士をくっつけて閉鎖する試みが行われた。ヘルニア嚢の中に異物や薬物を注入すれば炎症が起こり、向かい合う嚢壁が癒着するという理屈だった。この方法は注射療法と呼ばれているが、一八五〇年代に発明されるまで注射針のついた注射器はなかった。初期の注射療法はトロッカーやチューブを用いて行われた。

注射療法はフランスの外科医たちが開発した。ドゥソーがはじめてトロッカーを用いてヘルニア嚢に赤ワインを注入したが、いつ行ったかは不明である。その後、一八二九年にベルマが小切開からトロッカーを刺入して有機物をヘルニア嚢に注入し、一八三七年にヴェルポーが小切開からチューブをヘルニア嚢に挿入してヨードチンキを注入した。

その後、いろいろな薬物が用いられたが、ヘルニア嚢の炎症が腹腔に広がる危険があった。それゆえ、一八七一年にドイツのシュヴァルベがヘルニア嚢の周囲にアルコール液を注入して以来、薬物はヘルニア嚢の中より周囲に注射されるようになった。

一八五〇年代に注射器が発明されると、注射療法はとくにアメリカで普及し、第二次世界大戦の頃まで広く行われた。

(3) ウッド法

一八四六年に麻酔法が開発され、手術をこわがる患者は減少した。しかし、皮膚を大きく切開すると手術創が化膿する危険は相変わらず大きかった。

一八五八年にイギリスの外科医ジョン・ウッドは、陰嚢上部の小切開から指を鼡径管に挿入し、指先の感覚を頼りにして柄付き針で糸や針金を通し、外鼡径輪の両脚を引き寄せた。その後、鼡径管の斜行性を修復するため、鼡径管壁も縫合するようになった。しかし、腹膜炎を恐れたウッドはヘルニア嚢には手を付けなかった。

ウッド法は真の根治手術とは言い難かった。確実性のない盲目的な皮下手術だったからである。術後も脱腸帯の着用を必要とすることが多く、むしろ脱腸帯でヘルニアが抑えられるようになれば手術は成功したとみなされていた。

一八八二年にイギリスの外科医ミッチェル・バンクスは、これらの皮下手術について次のように簡潔な評価を下している。

ヴュッツァーの重積法やヴェルポーが創始して最近アメリカで広まった注射療法は無益だと思う。また、ウッドの有名な手術は、最初に行われてから二〇年を経たが、普及していない。この手術は、ウッドが行えば簡単かもしれないが、読み知っただけの者にとっては複雑な手術である。失敗に終わる例が多く、報われない手術だという印象が強い。(4)

3 直視下手術(5)

さらにバンクスは次のように続けた。

最近、ヘルニア嚢の切除という古い手術が復活した……リスター法〔消毒法〕によって奮起された自信が腹部外科の考え方を劇的に変えた。リスターはヘルニア治療の面でも早くから貢献した。一八七一年にリスターはプリマスのイギリス医学会で二例のヘルニアを報告したが、これに鼓舞されて多くの外科医がリスターの後を追った。(4)

一八六七年にイギリスの外科医リスターは消毒法を開発し、消毒法を用いれば皮膚を大きく切開しても創傷の化膿は起こらないこと、消毒した糸ならば体内に残しても安全なことを明らかにしていた。一八七一年にプリマスで催された第三九回イギリス医学会では、消毒した糸を用いて手術した腹壁ヘルニアと臍ヘルニアを報告した。バンクスが述べたように、この報告に啓発されてヘルニアの根治手術を行いはじめた外科医は少なくなかった。

一八七四年にイギリスのスティールは、鼡径ヘルニアの手術にはじめて消毒法を用いた。皮膚を大きく切開し、還納性ヘルニアを直視下で手術した。ヘルニア嚢には手を付けず、外鼡径輪の両脚を縫合しただけだったが、糸は体内に残した。

一八七六年にイギリスのアナンデールは、リスターの報告に励まされ、鼡径ヘルニアに消毒法を用いて直視下でヘルニア嚢を切除したと報告した。同じ一八七六年にドイツのヌスバウムもヘルニア嚢を切除する手術を報告した。これらの報告により、麻酔法と消毒法を用いれば、ヘルニア嚢と精巣脈管の分離はてこずっても安全に行えることが明らかになった。ヘルニア嚢だけを切除する古い手術は、ランゲンベックの報告から六八年後に復活したのである。

一八七七年にドイツのツェルニーは、リヒターの考えに基づき、ヘルニア嚢を結紮しただけでなく、腹壁の穴［外鼡径輪］を縫い縮めた。また、一八八〇年にアナンデールも、ヘルニア嚢を切除し、さらに腹壁の穴を縫い縮める必要もあると主張した。この考えに従い、一八八二年にバンクスもヘルニア嚢を切除して外鼡径輪を縫縮する手術を報告した。

リスターの下には欧米各地から多くの外科医が訪れて消毒法を学んだ。とくにフランスのリュカ・シャンピオニエール、アメリカのマーシー、イタリアのバッシーニらは、母国に消毒法を広めただけでなく、消毒法を用いてヘルニアを積極的に手術した。

一八七〇年代には、手術に対する不信感がまだ強く、ヘルニア手術の症例数は少なかった。ヘルニアの根治手術は、嵌頓ヘルニアの嵌頓解除術のついでに行われたり、脱腸帯を着用できない大きなヘルニアに行われた。そのため、根治手術のおもな目的は、はみ出た内臓をもとにもどし、脱腸帯を着用できるようにすることだった。

一八八〇年代になると、消毒法が改良されたため、手術死亡率は激減して手術の安全性は高まった。こどものヘルニアや成人の還納性ヘルニアにも手術が行われるようになり、手術の症例数は増え、一施設から何十例もの手術経験が報告された。一八八七年にダブリンで催されたイギリス医学会では、ヘルニアの根治手術について一〇題以上の演題が発表され、こどもを含む多くの手術例が報告された。また、一八九〇年頃には手術死亡率より手術の成功率が注目されるようになった。死亡率が低いのは当然とみなされ、手術後は脱腸帯の着用が不要になること、すなわちヘルニアが再発しないことが求められるようになった。

しかし、ほとんどの患者は手術後も脱腸帯を着用させられていた。当時の再発率は惨憺たるものだったからである。[6] 一八八〇年代には、術後一年以内に三〇%から四〇%以上が再発し、七五%が再発したという報告さえあった。[7]

こどもの還納性ヘルニアはほとんどが脱腸帯で治療された。大きなヘルニアや嵌頓ヘルニアは手術されたが、その手術法は成人の手術法とまったく同じだった。一九世紀後半には欧米各地に小児病院が次々と建設されたが、こどもの手術は一般病院の外科医が出張して行っていたからである。しかし、一八九〇年代になると、消毒法が発展して手術症例が急激に増え、小児病院でこどもの手術を専門に行う小児外科医が現れはじめた。

4　バ[8]ッシーニの出現

一八八〇年代のヘルニア手術の再発率が高かったのは、ヘルニア嚢の根元の部分が残されたからである。当時は外鼡径輪のところで結紮していたので、内鼡径輪から外鼡径輪までのヘルニア嚢が残されたのである。ヘルニア嚢を残さないためには、ヘルニア嚢をできるだけ根元の内鼡径輪の近くで結紮しなければならない。これを高位結紮という。

高位結紮を行うには、鼡径管を開き、ヘルニア嚢の根元を露出する必要があった。そのため、シャンピオニエールは外鼡径輪を切り広げ、ドイツのリーゼルやスイスのソサンは内鼡径輪の近くで外腹斜筋腱膜を切開した。しかし、多くの外科医は鼡径管を開かなかった。消毒法が開発される前は、腹膜「ヘルニア嚢」を切開したり筋膜「鼡径管」を開いたりすると、腹膜や筋膜の切開創が化膿し、多くの患者が死亡していたからである。

その一方で、腹部内臓の重篤な疾患には、腹膜や筋膜どころか胃や腸も切開する大胆な手術が行われていた。とくにウィーンのビルロートの活躍がめざましかった。食道切除、腸切除、胃切除に次々と成功し、一八九〇年八月にベルリンの第一〇回国際医学会で「一八七八年から一八九〇年の間に行った消化管手術一二四例」を報告した。

同じ一八九〇年にビルロートの教え子ハイデンタラーは「一八七七年から一八八九年までのビルロート教授の教室におけるヘルニア根治手術」をドイツの外科雑誌に報告した。八九例を手術したが、嵌頓ヘルニアだけを手術したので、死亡例は七例と多かった。しかし、一八八〇年代にはロンドンの大病院でも死亡率は約七％だったので、ビルロートの教室がとくに高かったというわけではない。また、再発率は三二・三％で、当時としては低いほうだった。しかし、それは一八八九年夏までの術後経過を追跡調査できたのが三四例［そのうち再発一〇例］だけだったからで、実際の再発率はもっと高いと考えられていた。

同じ一八九〇年にイタリアのバッシーニが忽然と出現した。国外では無名の外科医だったが、ヘルニアに関するドイツ語の論文を報告して世界的な有名人になった。成績がきわめてよかったからである。一八八四年から一八八九年までに、バッシーニは鼡径ヘルニア二一六例［このうち三五例は両側ヘルニア］に二五一回のヘルニア手術を行ったが、術後一カ月以内の死亡はわずか三例［二例は嵌頓ヘルニア、一例は肺炎］だった。術後の追跡調査は徹底的に行われ、一八八九年までの再発率は二・八％［二五一回中七回］にすぎなかった。再発率がきわめて低かったので、バッシーニの患者は術後に脱腸帯を着用する必要がなかった。

バッシーニの報告は、ハイデンタラーの報告と同じ雑誌の同じ号に掲載されたので、前代未聞の好成績がいっそう目立った。有名なビルロートの教室と比べてあまりにも成績がよいので、バッシーニの報告には粉飾があるのではないかと疑う者もいたに違いない。しかし、バッシーニの論文はつけいる隙のないほど完璧だった。

バッシーニの出現はまさに青天の霹靂だった。手術成績が抜群だっただけでなく、バッシーニの手術法は独創的で、それまでの手術よりはるかに大胆だったからである。多くの外科医がバッシーニの論文に驚嘆し、やがてバッシーニ法は世界中に広まった。一九世紀末にはバッシーニ法がもっともポピュラーなヘルニア手術といわれるようになり、一九二〇年代には世界中で鼡径ヘルニアの標準手術になっていた。バッシーニ法より前に行われていた古い手術法は、第二次世界大戦の頃までにほとんど行われなくなった。

バッシーニの出現により、ヘルニアの治療は一変した。手術の目的が脱腸帯の着用を「可能にすること」から「不要にすること」に変わったため、嵌頓の有無やヘルニアの大小にかかわらず、鼡径ヘルニアは発見されしだい手術されるようになった。

5　バッシーニのヘルニア手術［バッシーニ法、図16］

バッシーニは自分の手術をこどもにも成人にも行い、多くの外科医はこれにならった。しかし、各地に新設された小児病院では、バッシーニ法を行わない小児外科医が少なくなかった。バッシーニ法はこどもへの負担が大きいと考えられたからである。

バッシーニ法をこどもに行うか否か、この問題こそが「患者がこどもか成人かによって手術法が

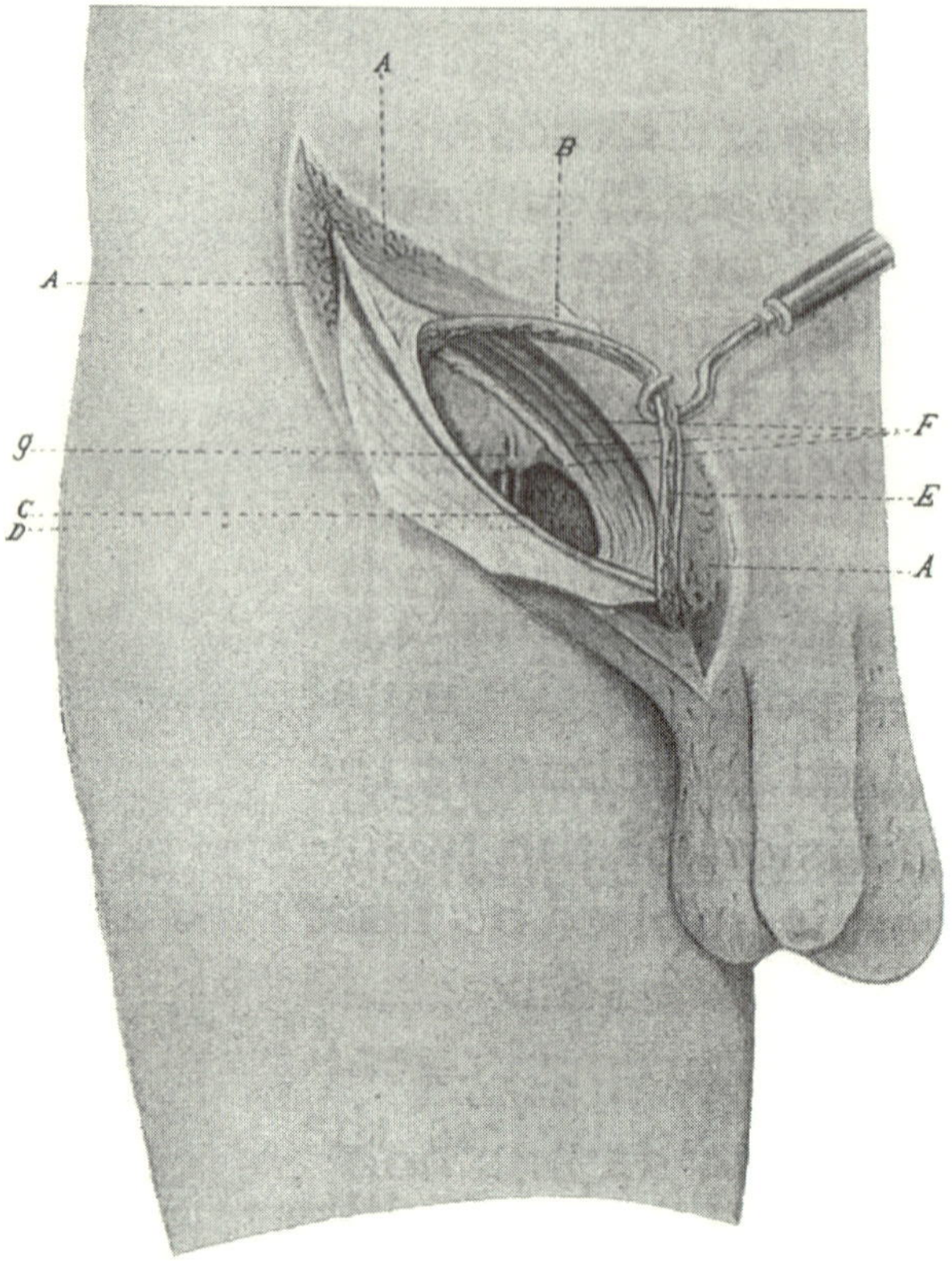

Fig. 21

図16　バッシーニのヘルニア手術
AAA. 皮下脂肪結合組織　B. 外腹斜筋の切開上縁　C. 外腹斜筋の切開下縁
D. プパール靱帯の後縁　E. 精索　F. 三層——内腹斜筋、腹横筋、横筋筋膜
G. 腹壁動静脈

Bassini E：Ueber die Behandlung des Leichtenbruches.
Arch f klin Chir 40：429-476, 1890より引用

中央の暗い部分に腹壁動静脈と腹膜前脂肪組織が見えているが、バッシーニの説明通りならば、これらが見えるはずはない。これらの構造物が見えることは、バッシーニが鼡径管の後壁を意図的に切開していたか、気づかないうちに鼡径管の後壁を破壊していたことを意味している

違う」という状態の発端である。すなわち、ヘルニアの成人とこどもに同じ手術が行われなくなったのは、ヘルニアの原因が年齢によって違うからではないのである。それゆえ、少し専門的な話になるが、バッシーニ法の手術手技について説明しなければならない。

バッシーニもシャンピオニエールと同じ方法で鼡径管を開いたが、外鼡径輪をもっと大きく切り広げた。鼡径管を大きく開いたのは、ヘルニア嚢を高位結紮することだけが目的ではなかったからである。バッシーニは「鼡径管を生理的な状態にもどさなければならない。すなわち、腹腔側と皮下側の二つの穴と、前壁と後壁という二つの壁があり、真ん中に精索が走る鼡径管を再建しなければならない」と述べている。それまでのように腹壁の穴［ヘルニアの出口］を縫い縮めるだけでなく、鼡径管全体の構造に手を加えたのである。

バッシーニはクーパーの「腹壁脆弱説」に従っていた。クーパーによれば、ヘルニアの原因は鼡径管の斜行性の喪失だった。鼡径管の斜行性が失われるのは、鼡径管の後壁が脆弱化し、内鼡径輪が内下方に拡大するからだった。それゆえ、バッシーニは新しい丈夫な後壁をつくることが必要だと考え、鼡径管を大きく開き、精索を持ち上げ、精索の背後で内腹斜筋、腹横筋、横筋筋膜の三層を鼡径靭帯に縫合して鼡径管の後壁を再建した。

バッシーニ法の目的は、ヘルニア嚢の高位結紮を行うだけでなく、三層の深部組織と鼡径靭帯との縫合を行うことだった。この深部縫合に問題があったのである。

(1)深部縫合とこどものヘルニア手術[9]

バッシーニ法はこどもに負担が大きいという考えは当初からあった。とくに小児病院の外科医はバッシーニ法を敬遠した。前から行っていた古い手術法は、バッシーニ法のような深部縫合は行わないが、こどもでは再発率が成人より低かったからである。

一八九九年にオーストラリアの外科医ラッセルは「鞘状突起説」と同じ考えを述べ、こどもの鼡径ヘルニアでは鼡径管の後壁に異常はないので深部縫合の必要はなく、ヘルニア嚢を結紮切除するだけでよいと主張した。すなわち、こどもにバッシーニ法を行わない理由は、手術の負担ではなくヘルニア原因説にあると主張したのである。一九〇一年にイギリスのスタイルズはラッセルに賛同し、乳幼児一〇〇例にバンクス変法を行い、再発は二例だったと報告した。一九一二年のロンドン医学会の討論でも、乳幼児にバッシーニ法の深部縫合を行うことに批判が強かった。一九二五年には、スタイルズの後継者ヘルツフェルドが五年間で一八四三例の鼡径ヘルニアにバンクス変法を行い、最近二年間の一千例では再発は一例だけだったと報告した。

昔のバンクス原法は再発率が高かった。鼡径管を開かず、ヘルニア嚢を外鼡径輪のところで結紮したからである。スタイルズとヘルツフェルドも鼡径管を開かなかったが、こどものヘルニア嚢を根元で結紮した。こどもの組織は軟らかく、ヘルニア嚢を外鼡径輪から引っ張り出せるので、鼡径管を開かなくても高位結紮が可能だったのである。

高位結紮を主体とするこどものヘルニア手術は成績がよかった。イギリスではバンクス法、ドイツではツェルニー法、アメリカではファーガソン法が好んで行われた。しかし、これらの手術法は高位結紮を行った上に腹壁の穴を簡単に縫い縮めた。ラッセルが主張した高位結紮だけを行う手術は、一九五〇年にアメリカのポッツが推奨してから普及し、単純高位結紮術と呼ばれるようになった。現在、こどもの鼡径ヘルニアには単純高位結紮術が世界中で行われている。しかし、その提唱者がラッセルであることはほとんど知られていない。

こどものヘルニア手術は成績がよかった。それにもかかわらず、成人の患者に単純高位結紮術が行われることはなく、成人外科医はバッシーニ法の改良にこだわった。

(2) 深部縫合と再発[10]

二〇世紀前半に行われたバッシーニ法は、再発率が一〇%から二〇%もあると報告された。バッシーニ自身の報告〔二・八%〕に比べてあまりに高いので、バッシーニの指示通りの手術〔バッシーニ原法〕が行われていないのではないかと疑われた。

実際、その通りであることが明らかになった。多くの外科医がバッシーニ法に自分の工夫を加えた変法を行っていた。一九四五年の調査では、報告されたバッシーニ変法は七〇以上もあったという。なかでももっとも問題になったのは、バッシーニ原法では内腹斜筋、腹横筋、横筋筋膜の3層を鼡径靭帯に縫合するが、多くの外科医が横筋筋膜を無視し、鼡径靱帯に内腹斜筋と腹横筋という二つの筋肉しか縫合していなかったことである。

横筋筋膜が無視された理由には、クーパーの「腹壁脆弱説」に基づき、鼡径管後壁の横筋筋膜は脆弱だと考えられていたことがある。実際に横筋筋膜の脆弱化が報告され、腹壁の補強材料としては利用価値がないとみなされていた。しかし、もっとも大きな理由は、第6章で述べたように、解剖学者の間で横筋筋膜の定義と同定が混乱していたことだった。

横筋筋膜を無視し、腹筋だけを鼡径靱帯に縫合すると、縫合不全〔くっつかないこと〕を起こしやすいことが明らかになった。すなわち、線維膜同士の縫合はくっつくが、筋肉と線維膜〔鼡径靱帯〕との縫合はくっつきにくいことが実験で確認された。

深部縫合がくっつかないと、鼡径管の後壁に穴が開き、内鼡径ヘルニアが起こる。実際、バッシーニ法の再発ヘルニアを手術すると、深部縫合が離開し、そこにヘルニアが起きていた。バッシーニ法以前の再発ヘルニアはヘルニア嚢の切り残しによる外鼡径ヘルニアが多かったが、バッシーニ法の再発[11]はほとんどが内鼡径ヘルニアだったのである。

6　鼡径管後壁の補強法の改良

バッシーニ法に再発が多い原因は、横筋筋膜が無視され、腹筋だけが鼡径靱帯と縫合されたことだと考えられた。それゆえ、その後は筋肉・筋膜の三層を鼡径靱帯に縫合するというバッシーニ原法の遵守が努力されるようになった。

しかし、バッシーニの深部縫合を指示通りに行うことは困難だった。ヘルニアの原因とみなされていた鼠径管後壁の脆弱化が予想以上にひどかったからである。[12]鼠径管の斜行性が失われるほど、内鼠径輪が拡大していることはほとんどなかった。しかし、精索を持ち上げたとき、精索の背後にある鼠径管の後壁を観察すると、横筋筋膜が菲薄化し、欠損していることさえあるという報告が多かった［図16］。横筋筋膜を鼠径靱帯に縫合するには、かなり上方にある丈夫な横筋筋膜を鼠径靱帯まで引き下ろさなければならなかった。

横筋筋膜を引き下ろすと縫合に緊張《テンション》がかかったので、緊張をかけずに鼠径管後壁を補強するさまざまな手術法が考案された。バッシーニ法とこれらの手術法は鼠径管再建術herniorrhaphyと呼ばれ、[13]きわめて多くの鼠径管再建術が考案されたが、再発率はほとんど改善されなかった。しかし、一九四五年にカナダのショールダイスが考案した、鼠径管後壁を重ね縫いする手術法だけは成績がよかった。このショールダイス原法は、外鼠径ヘルニアにしか有効ではなかったので、一九六〇年代に内鼠径ヘルニアにも適用できるように改変された。これらのショールダイス法は、ほかのどの鼠径管再建術よりも再発が少なかったにもかかわらず、なかなか認められなかった。認められたときには、すでにヘルニア形成術のほうが普及していた。

鼠径管再建術とは別に、鼠径管後壁の修復に緊張がかからないようにするため、大腿筋膜や腹直筋鞘から筋膜の一部を切り取り、鼠径管後壁の横筋筋膜の脆弱部［欠損部］につぎあてする筋膜移植手術が注目されていた。一九二七年にイギリスのコーウェルは、このような筋膜や人工膜などをつぎあてに用いる腹壁の修復手術をヘルニア形成術hernioplastyと呼び、鼠径管再建術よりも近代的な手術法とみなした［第4章注（1）を参照］。

第二次世界大戦後はアメリカの外科が世界をリードし、一九四八年にマクヴェイが報告したヘルニア手術がハーキンスに支持されて一世を風靡した。その後、ハーキンスの教え子〔グリフィス、ニュフス、コンドンら〕もそれぞれ独自のヘルニア手術を考案したが、どれも成績は芳しくなかった。

一方、高分子化学が急速に発展し、人工膜のプラスチック・メッシュが腹壁のつぎあてとしてフランスで開発された。この人工膜を用いるヘルニア手術は、アメリカのアッシャーやフランスのリヴが確立し、一九八九年にアメリカのリヒテンシュタインが緊張のかからない手術という意味でテンション・フリー・ヘルニア形成術と呼んだ頃から急速に普及した。二一世紀の成人外科では、人工膜を用いるヘルニア形成術が広く行われ、その多くは腹腔鏡下で行われている。

以上のように、「患者がこどもか成人かによって手術法が違う」状態は、小児外科という専門分野の誕生とともに生まれた。二〇世紀半ばには、小児外科と成人外科の分離が進み、ヘルニア手術の分裂状態が定着した。成人外科医は、成人のヘルニアはこどものヘルニアとは原因が違うと主張し、単純高位結紮術を行おうとしなかったからである。

次章では、ヘルニア手術の分裂状態を支える現代のヘルニア原因説を検討する。

第8章　現代のヘルニア原因説

「腹壁脆弱説」は時代とともに変貌した。一八世紀には「腹壁にもともとある穴の拡大」がヘルニアの原因とみなされた。一九世紀には「鼡径管の斜行性」の喪失が原因に加えられた。二〇世紀にはヘルニアのおもな原因は「穴の拡大」よりヘルニア防御機構の破綻だという考えになった。どの「腹壁脆弱説」にも共通するのは、ヘルニア嚢はすべて後天性だという考えである。

二〇世紀に単純高位結紮術がこどもで普及したのは、ヘルニア嚢はすべて先天性だという「鞘状突起説」が認められたからというより、その手術成績がよかったからである。それならば、成人のヘルニアにも単純高位結紮術を行おうという考えは生まれなかったのだろうか。

1　ラッセルと「鞘状突起説」

成人のヘルニアも単純高位結紮術で治療できると考えた外科医はもちろんいた。こどもの単純高位結紮術を提唱したオーストラリアのラッセルである。

一八九九年にラッセルは、こどもと同じように、若者のヘルニアはヘルニア嚢を結紮切除するだ

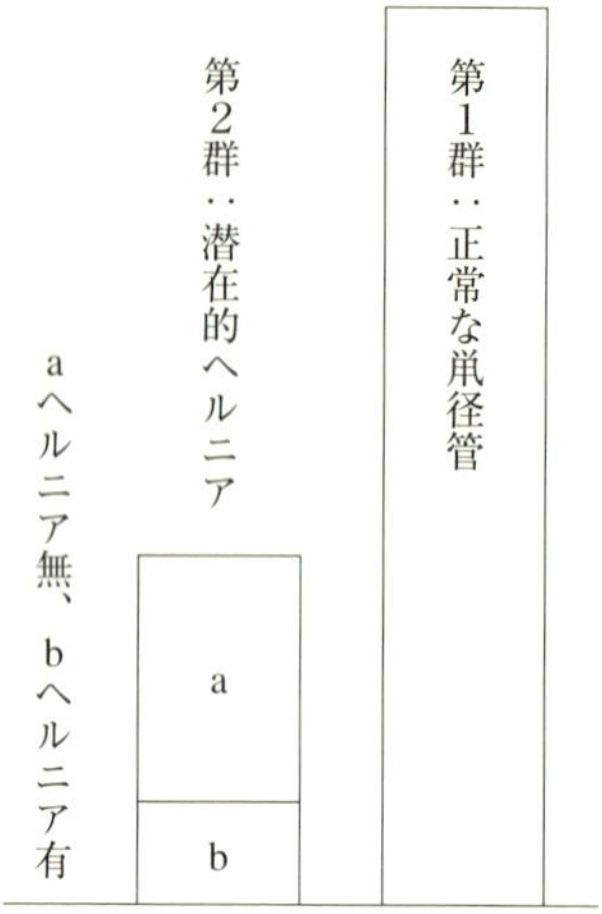

けでよいと主張し、その理由を次のように説明した。

⑴鞘状突起が開いている新生児の例数は小児のヘルニアの例数を埋め合わせるには十分すぎるほど多く、鞘状突起が開いていてもヘルニアにならない例がかなりある。この事実の意味をよく理解することはきわめて重要なので、簡単な図に表してみた。

高い柱（第1群）は鼡径管が正常な［鞘状突起が開存していない］例、低い柱［第2群］は鞘状突起の開存例、低い柱の一部（第2群のb）はヘルニアになった少数例を表している。この図から次のように考えることは合理的だと思う。すなわち、ヘルニアになるのは少数の鞘状突起の開存例だけだとすれば、明白な証拠がなくても鼡径管が正常な例はヘルニアにならないと考えてよい。しかし、この考えの正しさは大家にさえ正当に評価されていない。マクレディは次のように述べている。「有名な学者には、小児の斜鼡径ヘルニア［外鼡径ヘルニアのこと。第1章注(10)を参照］はみな鞘状突起からなると考えている者がある。もしその通りならば、小児の斜鼡径ヘルニアには先天嚢の証拠があるに違いない。しかし、多くの例ではヘルニア嚢が先天性だとは確信しがたい」。僭越ながら、私はこの考えに反論せざるを得ない。小児のヘルニア嚢はすべて先天性だという立場からみれば、反対者は先天性ではないことを立証する義務がある。今までこれを立証できた者はなく、私もヘルニア嚢が先天性ではないという考えを裏付ける直接的な証拠は見いだせない。多くの意見はあるが、どれも明快ではない。少なくとも若者の斜鼡径ヘルニアでは、ヘルニア嚢はみな先天性で、ほとんどの例が閉鎖しなかった鞘状突起だと思う。この考えに対する合理的な反論は私には見いだせなかった。

要するに、この考えは「鞘状突起説」である。ラッセルは、「鞘状突起説」に基づけば、鼡径ヘルニアの治療は単純高位結紮術でよいと主張したのである。

右に引用したラッセルの主張を要約すれば、乳幼児の鞘状突起の開存率〔六〇％以上〕はヘルニアの発生率〔約五％〕よりはるかに高いので、ヘルニアは鞘状突起の中にはみ出すと考えるのが合理的であり、外鼡径ヘルニアのヘルニア嚢が後天性だということは立証できない、ということになる。ラッセルはこの主張に加え、「内腹斜筋と腹横筋の下部線維はアーチ状になっている」と指摘し、鞘状突起が開存していてもヘルニアにならない乳幼児が多いのは「アーチ状の筋肉線維の括約作用」がヘルニア防御機構になっているからだと説明した。

ラッセルは、後天性のヘルニアに単純高位結紮術を行えばすぐに再発するはずなので、この手術を行って再発しなければそのヘルニアは先天性であることが証明されると考えた。実際にラッセルはこの考えに基づいて六〇例のこどものヘルニアに単純高位結紮術を行い、再発がなかったことから「鞘状突起説」の正しさは証明されたと主張した。

ラッセルは「鞘状突起説」があらゆる成人に適用できるとは主張しなかった。鞘状突起が成長とともに閉じることは分かっていたが、成人の鞘状突起の開存率は不明だったからである。しかし、成人の開存例がまれでないことは知られていた。[2] この開存率がヘルニアの発生率より高いと分かれば、成人のヘルニアにも「鞘状突起説」が適用できる。ラッセルはそれを見越して若者のヘルニアは鞘状突起の開存に起因すると主張したと思われる。

2　ラッセルの「嚢性説」

一般に「鞘状突起説」はこどもに適用が限られていたので、ラッセルはこの考えが「少なくとも若者」に適用できると述べるにとどめた。当時のラッセルは、メルボルン小児病院に勤務し、成人のヘルニアを手術していなかったからである。しかし、ラッセルは「私は『若者の鼡径ヘルニア』という表現に、幼児から中年のあらゆる鼡径ヘルニアを含め、老人という定義はあいまいなので、はっきり老人といえる年齢までの『老人のヘルニア』も含める」と述べた。

一九〇一年にラッセルは総合病院のアルフレッド病院に転勤し、成人のヘルニアでも単純高位結紮術を行うようになった。その経験からラッセルは自分の考えの正しさに自信を深め、一九〇二年には「こどもの鼡径ヘルニアと成人の鼡径ヘルニアに原因の違いはなく、どちらの治療も原則として同じである」と述べた。すなわち、ヘルニアには鞘状突起の開存が必要なので、鞘状突起を除去すればよいという「鞘状突起説」を確信したのである。

ラッセルだけでなく当時の外科医の多くは、「鞘状突起説」を密かに認めていた。一九〇三年にイギリスの外科医ディーンズレーは次のように述べている。

精巣鞘膜内へのヘルニア［いわゆる先天性ヘルニア］だけでなく、鼡径ヘルニアの多くを先天性とみなす考えは、もちろん新しいものではない。多くの外科医がそう認めていた。しかし、あらゆる鼡径ヘルニアのヘルニア嚢は、前からある腹膜嚢の遺残で、ヘルニアのおもな原因だという考えをはじめて明言したのはメルボルンのラッセル氏である。一八九九年に彼は「若者のヘルニアの原因と治療」という論文を発表したが、それほど注目されなかったと思う。しかし、最近［一九〇一年］のイギリス医学会の年次集会で、スタイルズ氏が「小児ヘルニアの根治手術」という論文で彼を引用して支持した。最近ラッセル氏は示唆に富む論文を発表し、大腿ヘルニアの原因も発生異常による前成嚢だという考えの根拠を説明した。ロックウッド氏も有名なヘルニアに関する小冊子で、多くの鼡径ヘルニアとくに小児のそれは先天性の発生異常の結果だと認めている。[3]

支持を得たラッセルは自分の考えをさらに発展させた。胎生二カ月の胎児では体肢の芽の根元に腹膜嚢が生じることがあると述べ、「鼡径ヘルニアと同じように、大腿ヘルニアの根本的な原因は大腿管内の先天嚢」で、大腿ヘルニアも先天性だと主張したのである。外鼡径ヘルニアが先天性だという考え［鞘状突起説］は、ラッセル以前からいわれていたことなので、支持者は多かった。一方、ほかの腹部ヘルニアとくに大腿ヘルニアも先天性とみなす考えに賛同する者はまれだった。大腿ヘルニアはすべて後天性という考えが通説だったからである。しかし、リヴァプールの外科医マレーが、生前にヘルニアのなかった遺体一〇〇例のうち六例の鼡径管、一四例の大腿管、一例の臍に先天嚢を認めたと報告し、ラッセルの考えを支持した。スタイルズ、ディーンズレー、マレーの報告に力を得たラッセルは、外鼡径ヘルニアだけでなくあらゆる腹部ヘルニアでは先天性の腹膜嚢の存在がヘルニア発症の必須条件だと主張し、一九〇六年にこの考えを「嚢性説saccular theory」と命名した。これについてラッセルは次のように述べている。

私のいう嚢性説とは、ヘルニアが病理学的な意味で「後天性」に起こり得ることを否定し、通常の腹部ヘルニアのあらゆる例では発生学的な腹膜憩室つまり腹膜嚢の存在が前提条件として必要であることを主張する考えである。(4)

この「嚢性説」を「鞘状突起説」と混同してはならない。「鞘状突起説」は外鼡径ヘルニアだけに適用されるが、「嚢性説」は外鼡径ヘルニアを含むあらゆる腹部のヘルニアに適用される統一理論だからである。また、外鼡径ヘルニアの先天嚢には鞘状突起という歴然たる証拠があったが、それ以外のヘルニアの先天嚢については根拠が薄弱で、ラッセルの推測とマレーの報告で裏付けられていたにすぎない。しかし、「鞘状突起説」の考えをはじめて公にしたのはラッセルだったので、ラッセルの「嚢性説」は「鞘状突起説」と混同されがちだった。

3 キースの「嚢性説」批判

ラッセルの「嚢性説」提唱からわずか二週間後、イギリスの人類学者キース[5]は「嚢性説」を痛烈に批判した。キースは「そんな位置〔胎児の臍の両側〕に体肢の芽を見たり、体肢の芽の中に腹膜憩室を見たことのある発生学者はいない……私は七〇例以上の胎生六カ月から九カ月の胎児で大腿憩室を探したが、その痕跡すら見いだせなかった」ということを根拠に、ラッセルの考えは想像にすぎないと痛罵した。さらにキースは「ヘルニアの『嚢性説』は大腿ヘルニアには適用できないが、単径管で起こるヘルニアすべてに適用できると、ラッセル氏と彼の支持者はまだ言うかもしれない」と述べ、「圧力がかかる腹壁に断裂や限局性の弱点があれば、ほんの小さな力でも腹膜は十分に押し出されて腹膜嚢が生じる……〔ヘルニアに〕不可欠なのは腹壁の脆弱部であり、腹膜憩室はそこを通って形成されやすい」と主張した。すなわち、「嚢性説」だけでなく「鞘状突起説」を否定し、「腹壁脆弱説」を主張したのである。

一九〇七年[6]、ラッセルはキースが胎児の大腿で腹膜嚢をみつけられなかったのは当然であり、それは「嚢性説」への反証にならないと反論した。キースのいう大腿憩室とラッセルのいう先天嚢はまったく別のもので、大腿憩室は腹圧によって生じるので胎児に存在せず、大腿の先天嚢はまれだからだというのである。また、鼡径ヘルニアに関するキースの主張は「古い誤りの繰り返しにすぎず、それが立脚する理屈は不十分で不正確なことが経験と観察という強固な論理ですでに明らかにされている」と述べ、「嚢性説」の批判には根拠がないと指摘した。

「鞘状突起説」を支持する外科医は多かったので、その後はラッセルを支持するという論文が多かった。しかし、そのほとんどが「嚢性説」と「鞘状突起説」を混同していた。いずれにせよ、当時のイギリス・オーストラリア間の船便は片道で約一カ月半かかったので、キースとラッセルの論争は立ち消えになった。また、全世界が戦争に突入し、キース自身が人類学のピルトダウン論争に巻き込まれたこともあり、「嚢性説」に関する議論は続かなかった。

[7]人類学者のキースは王立外科医師会の会員だったが、外科の臨床経験はほとんどなかった。それにもかかわらず、ヘルニアの臨床にでしゃばったのは、外科医師会ハンター博物館の館長になりたいという野心があったからだと思われる。一九〇八年にこの要職に就くと、キースは人類学の研究に邁進し、一九二一年にナイトの称号を受けた。サーになったアーサー・キースは、一九二四年に「ヘルニアの根源と本質」という論文を発表した。

この論文でキースはさまざまなヘルニアについて論じた。しかし、そのおもな目的は、大腿ヘルニアが後天性であることを再確認するだけでなく、「鞘状突起説」をはっきり否定し、自分の「腹壁脆弱説」を明確にすることにあったと思われる。キースは、鼡径ヘルニアも「ヘルニア嚢が先天性である証拠はない……小児期以降ではヘルニアとヘルニア嚢の形成は同時に起こる」と述べ、次のように説明している。

内鼡径輪でヘルニアが起こりやすいのは、一生のうち最初の一年間である。精巣下降という難しい手術が失敗したせいだと考えられがちだが、精巣下降はヒトだけに起こるのではない。ほかの哺乳類でも同じことが起こるが、彼らの一生は鼡径ヘルニアとほとんど無縁である。乳児にヘルニアが多いのは腹膜突起が開いているせいではない。この腹膜突起はほとんどの動物で開いているからである。これが閉じているヒトとゴリラは例外である。立位のせいでもない。母親に抱かれた乳児が立っているとはいえないからである。また、歩行のせいでもない。生後二年目は一年目よりヘルニアになりにくいからである。[7]

鞘状突起が開存していても外鼡径ヘルニアではない例は動物にもヒトにもある。この事実がキースの「鞘状突起説」批判の核心であり、キースの議論はすべてこれに集約される。これを根拠に、キースは「腹膜嚢の存在はヘルニアが起こるための必要条件ではない」と述べ、ほとんどの鼡径ヘルニアは後天性だという自分の「腹壁脆弱説」を展開した。

4　キースとリトルの生理学的「腹壁脆弱説」

キースは、ヒトがヘルニアになりやすいのは、起立歩行によって鼡径部が脆弱になり、労働を行うようになって高い腹圧が頻発するようになったからだと主張した。また、「腱、筋膜、結合組織は動きのない静止した組織と思われがちだが、これらの組織は生きている。中年や老人にヘルニアがよく起こるという事実から、腹部の結合組織に病的変化が生じて特定の個人がヘルニアになりやすくなると考えられる」と述べ、結合組織の病変によって腹壁のヘルニア防御機構が破綻すると主張した。この防御機構について、キースは次のように述べた。

ヒトの鼡径管の防御作用には外と内のふたつがある。[7]

外の防御は、第八ないし第一〇肋骨から側腹部を越えて外鼡径輪の両側に終わる部分の外腹斜筋からなる。起立するたびに、この筋肉が反射的に収縮し、鼡径管の外壁を強化する。

内の防御はもっと複雑で、まずヒトだけにあるブパール靭帯が関与する。内の防御に重要なのは、内腹斜筋と腹横筋が結合し、ブパール靭帯の外側部から起こり内鼡径輪の上方を通って結合腱に終わる［アーチ状の］部分である。この結合筋肉の腱は腹直筋の前方で恥骨稜に付着する。結合筋肉が弛緩すると、その下縁とブパール靭帯との間に隙間が生じ、この隙間は横筋筋膜と腹膜で占められる。結合筋肉が収縮すると、その［アーチ状の］下縁はブパール靭帯の方に押されて平たくなり、鼡径部の隙間が閉じられる。［この作用について］私が括約というよりシャッターという言い方を好むのはそのためである。この作用の原理は、下まぶたがブパール靭帯のようにほとんど動かないとすれば、まぶたの閉鎖と同じである。

キースが「括約というよりシャッターという言い方を好む」とわざわざ言い添えたのは、この作用機序をはじめて指摘したのがラッセルで、ラッセルがこれを括約作用と呼んでいたからである。さらにキースは「ヘルニア嚢を切除するとヘルニアが治るのは、腹膜嚢の切除以上のことが手術で行われるからであり、この手術によって鼡径管の括約作用が回復するからである」と述べた。キースはラッセルの考えを逆手に取ったのである。

キースは「シャッター作用は神経反射で作動する。この反射が損なわれると、鼡径ヘルニアになりやすくなる」と主張した。ヘルニアの原因は生理の異常だという、このキースの考えは斬新だった。しかし、当時はそれほど注目されなかった。生理の異常は手術で根治できないので、ヘルニアの手術治療は変わらないと考えられたからだと思われる。

その後、成人外科医はヘルニア手術の改良に腐心し、ヘルニアの原因が論じられることはほとんどなかった。しかし、一九四五年にイギリスの外科医リトルは、キースの考えを支持し、シャッター作用のほかにも生理学的なヘルニア防御機構があると主張した。リトルは、内鼡径輪を形成する線維は「上が開いたU字形」をしていると述べ、次のように説明した。

内鼡径輪は動かない穴と考えられてきたが、吊り輪[8]〔U字線維〕の端が腹横筋の斜走線維に付着しているので、腹横筋が収縮すると内鼡径輪は外上方に動く。内鼡径輪のこの動きは、軽いエーテル麻酔下の手術で、患者が咳をしたときに観察された。局所麻酔下ではこの動きは簡単に観察できる。内鼡径輪の縁を引っ張り、患者に咳をさせると、内鼡径輪が内腹斜筋と腹横筋の背側の外上方に動くのが感じられ、見ることもできる。

リトルはこの作用を滑り弁 sliding valve 作用と呼び、内鼡径輪が拡張すると滑り弁作用が失われると述べた。また、外鼡径ヘルニアの患者では、内鼡径輪は拡張しているが、大きなヘルニアや再発ヘルニアを除けば鼡径管後壁の形態に異常はないことが多いと主張し、滑り弁作用を回復させるため、高位結紮に内鼡径輪の縫縮を加えるだけの手術を勧めた。すなわち、生理学的な「腹壁脆弱説」を手術治療に結びつけたのである。

5　現代のヘルニア原因説

第二次世界大戦後はアメリカ医学が世界の最先端にあり、アメリカにおける議論をみれば、現代のヘルニア原因説が概観できるといってよい。

一九五〇年のアメリカ外科学会で、ポッツ[9]は小児における単純高位結紮術を報告し、この手術が成人でも有効なことを示唆した。ポッツが発表した後、成人外科医のクーンツが質疑に立ち、「私はラッセルの研究にいつも関心をもっていたが、ヘルニア嚢を結紮するだけでどこも閉鎖しない彼の手術法を用いるほど無謀ではなかった。多くの外科医に尋ねたが、そんな勇気のある者はひとりもいなかった」と述べた。これに対し、ポッツは「クーンツ博士には、私たちは勇気を奮い立たせることができると答えたい……こどものヘルニアと成人のヘルニアとの違いは、スイスの腕時計の修理と目覚まし時計ビッグベン〔商品名〕の修理との違いに似ている」と答えた。この遣り取りをみると、ヘルニア原因説に関する現代の議論では、成人にも先天性ヘルニアが存在するという事実がまったく忘れ去られていることが分かる。

アメリカでは、一九四八年に小児科学会の外科分科会が設立されて以来、小児外科が独立した専門分野として確立していた。小児外科医はおもに単純高位結紮術を行ったが、成人外科医はヘルニア嚢を結紮切除するほかに鼡径管の後壁を補強する鼡径管再建術を行った。小児外科医は「鞘状突起説」を採り、成人外科医は「腹壁脆弱説」に基づく手術を行ったからである。「鞘状突起説」を強く支持した成人外科医のツィンメルマン[10]でさえ、成人には「腹壁脆弱説」に基づく手術を行っていた。成人のヘルニア患者の鼡径管後壁には必ず脆弱な部分がある、すなわち成人の鼡径ヘルニアはすべて後天性だと固く信じられていたからである。成人に単純高位結紮術を行うには勇気が要るとクーンツが述べたのはそのためと考えられる。

第7章で述べたように、鼡径管後壁を補強する鼡径管再建術では、縫合部に緊張がかかることが多かったため、さまざまな手術法が考案された。どの手術法でも再発率はほとんど改善されなかったが、カナダで開発されたショールダイス法[11]だけはほかの単径管再建術よりも成績がよかった。しかし、不思議なことに、ショールダイス法は普及しなかった。

アメリカのワンツ[12]は、ショールダイス法を高く評価したが、最終的には人工膜を用いるヘルニア形成術に鞍替えした。このヘルニア形成術は、一九六〇年代にアッシャー[13]が確立し、一九七〇年代にリヒテンシュタインやリードが発展させた。フランスでもリヴ[14]やストッパがこの手術を確立していた。その後、リヒテンシュタイン[15]はこの手術をテンション・フリー・ヘルニア形成術と呼び、ワンツがストッパの手術をアメリカに紹介し、人工膜を用いるヘルニア形成術は欧米で急速に広まった。ニュフス[16]らが編集した論文集『ヘルニア』の初版［一九六四年］から第五版［二〇〇二年］までの目次を見ると、その推移がうかがえる。この手術はショールダイス法や小児の単純高位結紮術に匹敵するほど成績がよかったので、欧米の外科医たちは「腹壁脆弱説」が証明されたと考えるようになった。その代表がアメリカの外科医リード[17]である。

一九七九年にフランスで設立されたヨーロッパ腹壁研究会［一九九八年にヨーロッパ・ヘルニア学会と改称］は、一九九七年に設立されたアメリカ・ヘルニア学会と合同で、一九九七年に専門雑誌『ヘルニア』を創刊した。この雑誌の誌上では、リードの「ヘルニオーシス説」が大きな支持を集めている。ヘルニオーシスherniosisとは、ヘルニアになりやすい病態のことで、一七、一八世紀に用いられていた用語である。

リードによれば、彼の考えはキースの生理学的「腹壁脆弱説」が発展したもので、「腹部ヘルニアの原因は、消耗や破裂ではなく、先天性でもなく、全身の結合組織の病変（ヘルニオーシス）による二次的な組織障害で、遺伝性の因子も後天性の因子も関与する」という。ヘルニオーシスは線維芽細胞の代謝異常により全身のコラーゲン産生が減少する病気で、全身の筋膜、靱帯、腱膜、腱に異常が生じ、ヘルニアが起こるというのである。

また、リードはキースの考えに基づいて「鞘状突起説」を否定した。はっきりとは述べていないが、小児のヘルニアも「ヘルニオーシス説」で説明できると考えているようだ。それゆえ、「ヘルニオーシス説」を支持するカナダの外科医ベンダヴィッド[18]は、あらゆる腹部ヘルニアについて「ヘルニアの発生を準備するのはコラーゲンの病的変化である。ヘルニアの発生機序に関する多くの理論はついにひとつの統一理論に融合した」と声高に述べている。

第9章　「鞘状突起説」の再評価

本書では、同じ単径ヘルニアなのに、こどもと成人では原因が違うと考えられるようになった理由を明らかにするため、ヘルニアの歴史をひもといてきた。最後に、この史的考察を踏まえ、筆者の考えを簡単に述べておきたい。

結論を先にいえば、筆者は成人の外単径ヘルニアも単純高位結紮術で治療できると信じている。すなわち、「鞘状突起説」が正しいと考えるに至った。

筆者が知る限り、「鞘状突起説」を主張した論著はツィンメルマン[1]の『ヘルニアの解剖と外科』〔初版一九五三年、第二版一九六七年〕が最後である。現在、「鞘状突起説」を唱える成人外科医はいない。雑誌『ヘルニア』をみると、「ヘルニオーシス説」などの「腹壁脆弱説」が広く支持されている。「ヘルニオーシス説」は、外単径ヘルニア以外には何の異常もない患者が全身性の病気に冒されているという主張なので、明らかに不合理である。この考えが誤りであることは、さらに次の三点を指摘すれば十分だと思う。

1 「鞘状突起説」批判の誤り

「鞘状突起説」批判の核心は、動物でもヒトでも「鞘状突起が開存していても外鼡径ヘルニアではない例がある」ので、「腹膜嚢の存在〔鞘状突起の開存〕はヘルニアが起こるための必要条件ではない」という理屈である。この理屈は論理学的に誤りである〔図17〕。しかし、「必要条件」を「十分条件」と言い換えれば、この理屈は正しい。

「鞘状突起が開存していても外鼡径ヘルニアではない例がある」ことは、「鞘状突起の開存はヘルニアが起こるための十分条件ではない」ことを意味する。すなわち、ヘルニアが起こるには、鞘状突起の開存のほかにも条件がある。だからこそ、鞘状突起の開存以外の条件として、ラッセルはヘルニア防御機構〔鼡径管の括約作用〕の破綻を挙げたのである。

鞘状突起が開存していても外鼡径ヘルニアのない例は成人の一〇％から二〇％に存在する。[2] この事実はキースもリードも認めている。それゆえ、こどものヘルニアに適用される論理は成人にも適用できる。すなわち、成人では鞘状突起の開存率〔一〇％余〕がヘルニアの発生率〔約〇・五％〕[3] よりはるかに高いので、外鼡径ヘルニアは鞘状突起の中にはみ出すと考えるのが合理的であり、ヘルニア嚢が後天性だと考えるのは不合理である。

「鞘状突起説」を否定するには、ヘルニア嚢が後天性の外鼡径ヘルニアが存在することを立証しなければならない。しかし、ツィンメルマンは次のように述べている。

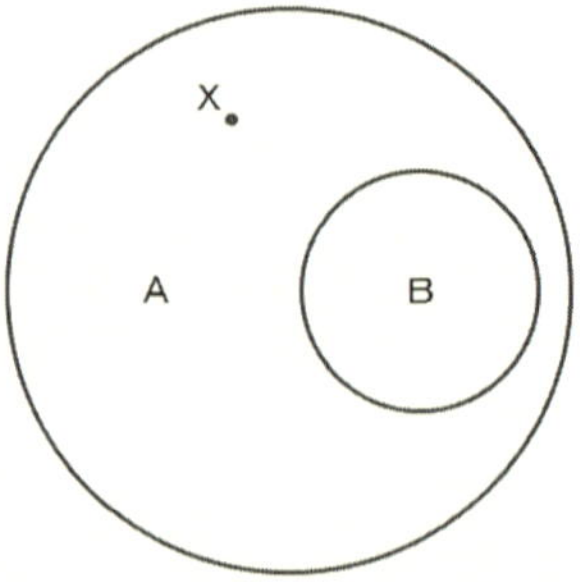

図17　「鞘状突起説」の図式化

「鞘状突起説」を要約すれば、「鞘状突起が開存している」ことが「外鼡径ヘルニアである」ことの必要条件だということである。

図は「Aである」ことが「Bである」ことの必要条件だという関係を図式化したもので、円Aは「Aである」例の集合、円Bは「Bである」例の集合を表す。「鞘状突起が開存している」ことをA、「外鼡径ヘルニアである」ことをBとすれば、「鞘状突起説」もこのように図式化される。

この関係を否定するには、この図にない例すなわち「Aではない」が「Bである」例が存在することを証明しなければならない。それゆえ、「鞘状突起説」を否定するには、「鞘状突起は開存していない」が「外鼡径ヘルニアである」例の存在を証明することが必要である。

しかし、この図にある例が存在することを証明しても、この関係は否定されない。それゆえ、たとえば図中のXすなわち「鞘状突起が開存していても外鼡径ヘルニアではない例」が存在しても「鞘状突起説」が否定されることにはならない。


「[1]先天性」か否かにかかわらず、斜ヘルニア〔外鼡径ヘルニア〕のヘルニア嚢は、ほとんど例外なく、精索の構造物と同じ位置関係にある。前述したように、ヘルニア嚢は精索の内部に存在し、内精筋膜と精巣挙筋層に包まれ、精管と強く癒着している。

外[4]鼡径ヘルニアが先天性か後天性かを解剖学的に見分けることは困難である。[5]外鼡径ヘルニアでは、患者の年齢にかかわらず、ヘルニア嚢に対する精管と精巣動静脈の位置関係はいつも同じだからである。ツインメルマンのいうように、「斜ヘルニア〔外鼡径ヘルニア〕のヘルニア嚢がすべて先天性であるという考えは否定しがたい」と思う。

2　成人の先天性ヘルニア

ベンダヴィッドが統一理論と評するリードの「ヘルニオーシス説」には重大な欠陥がある。それは成人の先天性ヘルニアの存在を考慮していないことである。

そもそも「鞘状突起説」のはじまりは、ウィリアム・ハンターが先天性ヘルニアの成人例を発見したことにある。ヘルニア嚢の中に精巣が露出している鼡径ヘルニアは、ヘルニア嚢が鞘状突起に由来すること、つまり先天性ヘルニアであることが確実である。また、この先天性ヘルニアが成人にあることはこの歴史的事実から明らかである。

ヘルニア嚢の中に精巣がある先天性ヘルニアは、こどものヘルニアの約五％にみられるが、成人ではそれほど多くない。たとえば、一九三五年の木本誠二[4]の統計によれば、手術した一六歳以上の四五九例中に六例〔一・三％〕しかいなかったという。しかし、成人に先天性ヘルニアが一例でもあれば、「ヘルニオーシス説」を否定するには十分である。

以上の事実から「ヘルニオーシス説」が誤りであることは明白である。

筆者は成人の先天性ヘルニアには単純高位結紮術を行うべきだと考えている。成人のあらゆる外鼡径ヘルニアをはなから後天性と決めつけ、成人の外鼡径ヘルニアの全例に人工膜を用いるヘルニア形成術を行うのはやり過ぎだと思う。

しかし、ツィンメルマンが指摘したように、外鼡径ヘルニアが先天性か後天性かを鑑別するのはほぼ不可能である。それゆえ、成人の外鼡径ヘルニアには、全例にまず単純高位結紮術を行うべきだと思う。[6] 再発はほとんどないと思うが、万一再発したらヘルニア形成術を行えばよい。単純高位結紮術の後にヘルニア形成術を行うのは容易だからである。

3　鼡径管後壁の脆弱性

多くの「腹壁脆弱説」は、外鼡径ヘルニアの患者では鼡径管の後壁に欠損部あるいは菲薄な部分があるという手術所見を前提にしている。しかし、このような所見は手術操作によるアーチファクトに違いないと筆者は考えている。手術する前から鼡径管後壁が脆弱ならば、外鼡径ヘルニアだけでなく、内鼡径ヘルニアも起きているはずだからである。

鼡径管の後壁を再建する手術では、必ず精索を挙上する。その精索は精巣挙筋膜に包まれた精索である。多くの外科医は、外鼡径輪のところで恥骨の上からすくい取るようにして精索を持ち上げるが、この精索は精巣挙筋膜に包まれている。

精巣挙筋膜に包まれた精索を引き上げ、内鼡径輪まで剥離すると、この剥離操作によって鼡径管の後壁が傷つけられるのである。というのも、筆者の観察では、精巣挙筋膜、結合腱、横筋筋膜は一体となって鼡径管の後壁を形成しているので、鼡径管の後壁から精巣挙筋膜だけをはぎ取ろうとすれば、鼡径管後壁が傷つけられるのは必至だからである。

カナダの外科医ファーガソンは、手術中における精索の保護について次のように述べ、その結果として鼡径管の後壁を損傷から守った。

精索には手をつけない。私は精索を引き上げたり転移することがよいと思ったことはない。報告以上に多くの例でこの不必要な操作によって精巣が災難に遭っている。精索を本来の位置から引き剥すことに、解剖学的にも生理学的にもそれを支持する根拠はなく、先天性であれ後天性であれ病因学的な根拠もない。また、それを正当化する立派な手術成績もない。精索に手を加えてはならない。精索はわが種族の存続に不可欠な生命要素が通る聖なる道だからである。[7]

ポッツもこれを支持し、小児外科医の多くはファーガソンの教えを固く守っている。また、小児外科医が精索を挙上したとしても、その精索は内精筋膜に包まれた精索であり、鼡径管後壁の組織には手を付けない。こどもの単純高位結紮術の術後に内鼡径ヘルニアが起こらないのは、ひとえに鼡径管後壁が保護されるお陰なのである。

カナダの外科医ショールダイスも「精索の被膜と鼡径管後壁（横筋筋膜）や鼡径靱帯との関係を正常なままに保つ。これはこの手術のもっとも重要なところで、これらの構造物を分離して鼡径管後壁（横筋筋膜）を傷つけることがないようにする」と述べている。ほかの鼡径管再建術と比べ、ショールダイス法の成績がよいのはこのためだと考えられる。

おわりに

外鼡径ヘルニアではなぜ「患者がこどもか成人かによって手術法が違う」のか。この疑問に答えるため、鼡径ヘルニアの歴史を調べ、次のように結論した。

患者の年齢によって手術法が違うのは、歴史上の成り行きであり、理論的な根拠はない。年齢にかかわらず、外鼡径ヘルニアはすべて先天性であり、鞘状突起の開存に起因する。それゆえ、こどもでも成人でも、外鼡径ヘルニアは単純高位結紮術で治療できる。

筆者はこの考えを「鞘状突起説」と呼んでいる。「鞘状突起説」は一九世紀中頃に芽生えた考えで、二〇世紀前半にかなりの支持を得ていた。

しかし、現代の欧米の大家たちは、成人の外鼡径ヘルニアはすべて後天性で、コラーゲンの代謝異常に起因すると主張している。現在、この考えは世界中で支持され、成人の外鼡径ヘルニアには人工膜を用いるヘルニア形成術が広く行われている。

このような時代に「鞘状突起説」を主張することは、風車に挑むドン・キホーテのような行為に見えるかもしれない。しかし、「鞘状突起説」は決して筆者のひとりよがりではない。筆者の結論が妄想でないことは、本書を一読されればお分かりになると思う。引用した文献で再確認していただければ、いっそう明らかになるだろう。

実際のところ、少なくとも若者の外鼡径ヘルニアには、ヘルニア嚢の結紮切除だけで十分だろうと考えている外科医は少なくない。

一九九〇年にオーストラリアの外科医が医学雑誌に投書し［World J Surg 14：553, 1990］、「ヘルニアしかなく鼡径管の後壁に異常のない若者では、鼡径管の後壁を必ず修復しなければならないのか」と編集者に質問した。編集者のひとりで解剖医のスカンダラキスは「鼡径管に異常はないという教えは古い」と述べて修復することを勧めたが、外科医のニュフスは「これは治療上のジレンマ」だが「修復する必要はない」と答えている。

また、筆者が研修医の頃、大先輩が二〇歳代の女性にこども用のヘルニア手術を行い、手術を数分で終えたと自慢しておられた。一般に成人用の手術は三〇分ほどかかっていたからである。しかし、そんな電光石火の早業より、こども用の手術が成人に行われたことのほうが筆者には驚きだった。教科書にないことをしてよいのかと単刀直入に訊くと、若い成人にこの手術を行う外科医は昔からいるという。では、なぜ教科書にそう書かれていないのか、何歳までなら若い成人といえるのかと訊ねたが、納得できる返事はもらえなかった。

大先輩に無礼と受け取られかねない質問をしたのは、学生時代から疑問に思うことがあったからである。教科書には、こどものヘルニアは先天性、成人のヘルニアは後天性であり、こどもと成人では手術法が違うと説明されていた。しかし、ひとつの病気の原因がある年齢を境にコロッと変わるなんて、そんなことがあるのかと疑問に思っていた。

筆者は成人外科を六、七年ほど研修した後、小児外科を専攻した。こどものヘルニアは、症状も徴候も成人の外鼡径ヘルニアと同じだった。また、手術経験を重ねるうちに、こどもの手術所見も身体の大きさ以外は成人のものとまったく同じであることに気づいた。それゆえ、たとえ老人でもこども用の手術を行ってよいのではないかと考えはじめた。

この問題について真剣に調べようと思い立ったのは、それから一〇年以上も後のことである。まず、患者と友人の成人外科医の理解を得て、平成三年から八年までに成人の鼡径ヘルニア一八例にこども用の手術を行った。次に、獨協医科大学第一解剖学教室の協力を得て、平成五年から鼡径解剖の研究をはじめた。その後、筆者の転勤に伴い、平成一一年から順天堂大学解剖学第一教室、平成一六年から二〇年まで東京医科大学解剖学第一教室に協力を依頼し、解剖研究を続けることができた。この臨床研究と解剖研究により、成人の鼡径ヘルニアも先天性だという考えに結びつく証拠が得られたので、次のような論文を発表した。

①川満富裕ほか：成人の外鼠径ヘルニアと単純高位結紮術。消化器外科　17：1501-1505,1994

②川満富裕：嚢性説と単純高位結紮術。外科 57：443-447, 1995

③川満富裕：［投書］鼠径部の解剖。臨床外科 50：916, 1995

④川満富裕：［投書］続・鼠径部の解剖。臨床外科 51：70-71, 1996

⑤川満富裕ほか：鼠径部の解剖の再検討。臨床外科 52：71-78, 1997

⑥川満富裕ほか：横筋筋膜に関する史的考察、解剖学雑誌 72：425-431, 1997
⑦川満富裕：わが国における鼠径ヘルニアの歴史。外科 62：1292-1297, 2000
⑧川満富裕ほか：Iliopubic tract と鼠径部の解剖。臨床解剖研究会記録 2：64-65, 2002
⑨川満富裕ほか：精巣挙筋と鼡径解剖。臨床解剖研究会記録 5：54-55, 2005

今まで約二〇年間にわずか九本の論文だが、本書に至るまでの筆者の考えをたどることができる。参考にしていただければ幸いである。

本書をまとめるには多くの方々からご援助いただいた。鼡径解剖に関する知識を確めるため、筆者は人体解剖を繰り返した。その便宜を図ってくださった解剖学教授のお三方、芹澤雅夫先生（元獨協医科大学）、坂井建雄先生（順天堂大学医学部）、伊藤正裕先生（東京医科大学）に深謝したい。

元東京医科大学助教授の宮木孝昌先生にはとくに感謝している。サルを解剖する貴重な機会を与えていただいたことには感謝を表す言葉を知らない。そのお陰で鼡径解剖の歴史がまとめられたと考えている。筆者は鼡径解剖の研究を何度もあきらめかけた。それを乗り越え、本書の出版にまで漕ぎつけられたのも宮木先生のおかげである。

また、本書を書くにあたっては、外国語の古書を読まなければならなかった。すでにある邦訳や英訳はもちろん利用した。ほかの言語で書かれた翻訳のない文献は、多くの方々にお願いして翻訳していただいた。ここに記して深謝する。

ほかにも多くの方々にいろいろなことでお世話になった。ここではとくに名前は挙げないが、これらの方々にも心から感謝している。

本書には多くの古書が引用されているが、一九世紀以前の本はGoogle books, Internet Archive, Open Libraryなどのインターネット図書館で閲覧できるものが少なくない。Internet Archiveでは医学雑誌も読める。Lancetなどの商業誌は有料だが、British Medical JournalやAnnals of Surgeryなどの学会誌は無料でダウンロードできる。本書をお読みいただいた方は、本書が引用したことを原典でぜひ再確認していただきたいと思う。

最後に、本書を書きあぐねていた筆者に執筆のヒントをくださった上、出版の機会を与えてくださった時空出版の藤田美砂子社長、および今までお世話いただいた同社スタッフの多くの方々にも感謝の言葉を述べさせていただきたい。

注と文献

第1章　ヘルニアという病気

(1)鼡径が腫れるヘルニアには、外鼡径ヘルニア、内鼡径ヘルニア、大腿ヘルニアの三つがある。このうち外鼡径ヘルニアが圧倒的に多い。本書では、とくに断りがない限り、単に「ヘルニア」あるいは「鼡径ヘルニア」といえば、外鼡径ヘルニアのことを意味している。

(2)Rowling JT：Pathological changes in mummies. Proc Roy Soc Med 54：409-415, 1961.
メルエンプタハはモーゼの率いるユダヤ人がエジプトを脱出したときのファラオとみなされていた。

(3)陰嚢水腫とは精巣鞘膜《しょうまく》という袋に体液がたまって陰嚢がふくれる病気のことである。ヒトの精巣はほぼ全体が空虚な袋で被われているように見えるが、この袋を精巣鞘膜という［図11Bを参照］。

(4)De Moulin D：Hernias in history. Arch Chir Neerl 30：129-140, 1978.

(5)Arnaud G：A Dissertation on Hernias, or Ruptures. p.i, London, 1748.
旧約聖書『レヴィ記』二一章二〇節にあるherniosusは、「睾丸のつぶれた者」と訳されているが、ヘルニアと訳す考えもある。また、『歴代志 下』二一章にあるユダ王ヨラムの内臓脱出は、一般に慢性の下痢による直腸脱と考えられているが、嵌頓《かんとん》ヘルニア［第2章注(9)］とみなす考えもある。

(6)大槻真一郎監訳：ヒポクラテス全集、第一巻一〇五頁、一〇九頁、五九五頁、エンタプライズ社、一九九七年

(7)Hyrtl J：Das Arabische und Hebräische in der Anatomie. p.221-224, Wien, 1879
Andrews E：A history of the development of the technique of herniotomy. Ann Med Hist 7：451-466, 1935.

(8)Lee A：Aur. Cor. Celsus on Medicine. Book 7, Chap.18, London, 1834
石渡隆司監訳：古典医学書翻訳ケルスス『医学論』. 医事学研究1：1-28, 1986, 2: 273-291, 1987, 3: 271-342, 1988, 4: 189- 280, 1989, 5: 149-170, 1990, 6: 135-151, 1991, 7: 125-156, 1992, 8: 175-188, 1993, 9: 71-103, 1994, 10: 33-59, 1995, 11: 55-84, 1996, 12: 49-84, 1997, 13: 37-75, 1998, 14: 77-132, 1999, 15: 123-157, 2000, 16: 125-157, 2001

(9)Macready JFCH：A Treatise on Ruptures. p.164, London, 1893.
Heister L：A General System of Surgery. Part 2, Chap.118, London, 1743［Chirurgie: in welcher alles, was zur Wund-Artzney gehöret, nach der neuesten und besten Art, uws, 1719］

（10）Hesselbach FC：Anatomisch-Chirurgische Abhandlung über Ursprung der Leistenbrüche, p.9, Würzburg, 1806.
一八〇六年にドイツのヘッセルバッハは、腹壁動脈の内側に出るヘルニアを内鼡径ヘルニア innere Leistenbruch、外側に出るヘルニアを外鼡径ヘルニア äußere Leistenbruch と呼んだ。日本ではこの分類が用いられた。しかし、一八二七年にクーパーが前者を direct inguinal hernia、後者を oblique［indirect］inguinal hernia と呼んだので、英米ではこの名称が採用されている。ちなみに、これらの中国語訳は直疝と斜疝である。

（11）Cooper A：The Anatomy and Surgical Treatment of Inguinal and Congenital Hernia. Chap.1, London, 1804

（12）Middleton GS et al：Injury of the spinal cord due to rupture of an intervertebral disc during muscular effort. Glasgow Med J 76：1-6, 1911
Mixter WJ et al：Rupture of the intervertebral disc with involvement of the spinal canal. New England J Med 211：210-215, 1934

（13）この方針により、一九五八年から睾丸は精巣と言い換えられ、副睾丸と挙睾筋という用語も精巣上体と精巣挙筋に改められた。また、用語集の『解剖学用語』には、「単独の場合は『睾丸』も認められたが、副睾丸、挙睾筋以外の合成名は用いないことにした」という脚註が付記されている。

（14）『甲乙経』は「鼠鼷の上一寸、動脈手に応ずる」ところに気衝という経穴があると述べ、『医宗金鑑』は「鼠渓は人の腿班中の肉核なり」と説明している。ちなみに、明代の鍼灸書には「鼠鼷腫痛」という用語がある。

（15）蓑内宗一：経絡の原典――「経脈図説」の復刻と解説。一四頁、永田社、一九七四年。

（16）川満富裕：わが国における鼠径ヘルニアの歴史。外科62：1292-1297, 2000

（17）馬場定由ほか訳：厚生新編。二八六頁、葵文庫、一九三八年

（18）象皮病《ぞうひびょう》とは、リンパ管やリンパ節に糸状虫《フィラリア》が寄生するため、リンパ液の流れがうっ滞し、手足などがむくんでゾウの足のようになる病気である。陰嚢がむくむと、精巣鞘膜にリンパ液がたまり、陰嚢水腫になる。

第2章　古代の鼡径解剖とヘルニア原因説

（1）石渡隆司監訳：Op. cit., 1986

（2）種山恭子訳：プラトン全集12「ティマイオス・クリティアス」一三八頁、岩波書店、一九七五年。

（3）島崎三郎訳：アリストテレス全集7「動物誌上」第三巻六三頁、岩波書店、一九六八年。
「内臓」とは体腔の中にある器官をいうが、精巣は腹部の外［陰嚢］にあるのに昔から内臓のひとつとみなされていた。古代人がよく解剖した家畜では、精巣がほかの腹部内臓と同じ体腔の中にあり、精巣鞘膜［第1章注（3）］

の内腔が腹腔とひと続きになっていたからだと思われる。

（4）石渡隆司監訳：Op. cit., 1999

ギリシア語のelytroidesとcremasterの原意はそれぞれ「鞘《さや》状の膜」と「吊りヒモ」である。現在の解剖学用語では、前者は精巣脈管と精巣を包む「内精筋膜」、後者は精巣脈管と内精筋膜からなる「精索」に相当する。その後、elytroidesは中世にパウロスによってラテン語tunica vaginalis［鞘膜《しょうまく》］に翻訳され、ほかの関連用語も次表のように変遷した［ガレノスの用語はギリシア語、一九世紀の用語は英語、そのほかの用語はラテン語。第2章の注（11）、第3章の注（2）、注（3）、第5章の注（4）と注（13）を参照］。

	精　索	内精筋膜	精巣挙筋	精　巣
ケルスス	cremaster	elytroides	—	testiculus
ガレノス	poros［羅 meatus］	erythroides	kremaster	didymos or orchis
中　世	didymus or cremaster	*tunica vaginalis	—	testiculus or orchis
ヴェサリウス	processus peritonei	*tunica vaginalis	cremaster	testiculus or testis
一七世紀	processus peritonei	*tunica vaginalis or elytroides	cremaster or erythroides	testiculus or testis
一八世紀	cordon spermatique［仏］ or processus peritonei	*tunica vaginalis or elytroides	cremaster or erythroides	testiculus or testis
一九世紀	spermatic cord	internal spermatic fascia	cremaster	testicle or testis

*鞘膜と精索との区別は一八世紀まであいまいだった［第3章注（15）を参照］

（5）Lytton DG et al：Galen on abnormal swellings. J Hist Med Allied Sci 33：531-549, 1978

筋肉と骨とをつなぐ線維の束を腱というが、一般の腱はヒモ状なので、膜状の腱はとくに腱膜と呼ぶ。

（6）Singer CJ：Galen on Anatomical Procedures. p.157, Oxford, 1956.

Callender GW：Anatomy of the parts concerned in femoral rupture. p.11, 1863

ガレノスの『解剖手技について』は全部で一五巻からなるが、シンガーが英訳したのはキューンの「ガレノス全集」

に収載された前半部だけである。九巻半ば以降の後半部は、一九世紀半ばにアラビア語の写本が発見され、一九〇六年にドイツ語訳、一九六二年に英訳が出版された。前半部には精巣挙筋の説明がないためか、一九世紀半ばまで精巣挙筋を発見したのはガレノスではなくオリバシウスと考えられていた。また、前半部には「導管」に関する記述が乏しいので、ガレノスの「導管説」に言及している論著は現在もほとんどない。ガレノスが「腹膜破裂説」を唱えたといわれているのはそのためと思われる。

（7）Andrews E：Op. cit., 1935.

（8）Adams F：The Seven Books of Paulus Æginata. vol.2, p.372-377, London, 1846

（9）Heister L：Op. cit., Part 2, Chap.117, 1743
Arnaud G：Op. cit., p.xix, 1748.
Pott P：A Treatise on Ruptures. 1st ed., Sect.3 and 4, London, 1756.
整復できないヘルニアは、致命的な腸閉塞になるので、昔から死の病として恐れられていた。一八世紀に、ハイスターはこのヘルニアをincarcerated hernia［嵌頓《かんとん》ヘルニア］、アルノーはstrangulated rupture［絞扼《こうやく》ヘルニア］と呼んだ。すなわち、嵌頓ヘルニアと絞扼ヘルニアは同義であり、ポットもこのヘルニアをincarcerated or strangulated herniaと表記した。しかし、ポットは整復できなくても腸閉塞にならなければirreducible hernia［非還納性ヘルニア］と呼んで嵌頓ヘルニアから区別した。非還納性ヘルニアの原因としては、腸や大網とヘルニア嚢との癒着、腸間膜リンパ節の腫大などが挙げられている。

（10）ケルススはヘルニア嚢の切除を勧めたという考えがあるが、ケルススの時代にヘルニア嚢という言葉はなかった。ケルススが勧めたのは「中間の皮膜」の切除であり、「中間の皮膜」は陰嚢皮膚と最内側の皮膜［エリトロイデス］との中間にある皮膜とくにダルトスを意味している。

（11）Hyrtl J：Op. cit., p.221-224, 1879およびOnomatologia Anatomica. p.157-159, Wien, 1880.
Albert E：Die Herniologie der Alten. Berichte des Naturwissenschaftlichen-Medizinischen Verein Innsbruck 7-2：11-81, 1878.
Berengario J：A Short Introduction to Anatomy. p.68-71, Chicago, 1959［Isagogae breves. Bologna, 1523］
ガレノスの導管はもともとcremasterと呼ばれていた。Didymusは精巣を意味するギリシア語didymosがラテン語化したものだが、精巣を意味するラテン語にはtestisもあった。二世紀にガレノスがcremasterの意味を精巣挙筋に変えたためか、didymusは導管を意味するようになった。一六世紀にヴェサリウスは、cremasterを精巣挙筋の意味に用い、didymusの意味をもとにもどし、腹膜突起processus peritoneiと精巣上体epididymisという用語をつくった［第

2章注(4)と第3章注(3)を参照]。

(12)Anatomia Mundini. In Singer CJ：Translation of the Latin text of the Anatomy of Mundinus written in the year 1316 AD. in The Fasciculo di Medicina: Venice 1493, part I, p.59-99, Florence, 1925.
モンディーノの『アナトミア』は小冊子だが、ヴェサリウスが現れるまで二百年以上も解剖学のテキストとして用いられ、中世ヨーロッパに大きな影響を与えた。

(13)一九世紀はじめ頃までのヨーロッパでは、国ではなく大学や医師の組合が医師免許を与え、無免許の者が医療を行っても違法ではなかった。無免許の医者はクワック quack と呼ばれ、定住せず行商する者が多く、外科のクワックはヘルニア、膀胱結石、白内障などを手術した。

(14)Spink MS, Lewis GL：Albucasis on Surgery and Instruments. p.134, London, 1973.

第3章　鼡径解剖の発展

(1)川満富裕ほか：横筋筋膜に関する史的考察、解剖学雑誌72：425-431, 1997
Douglas J：A Description of the Peritonæum, and of that Part of the Membrana Cellularis which Lies on its Outside. p.41-43, London, 1730.
Callender GW：Op. cit., p.27-34, 1863
腹膜の重複性という概念の起源はきわめて古く、ヒポクラテスの「流行病第七巻」二〇節にあるギリシア語 peritonaia［peritoneum の複数形］は二重の腹膜あるいは外腹膜を意味しているといわれている。
引用文中の「内臓の位置に関する記述」とは、一五四三年にヴェサリウスが「腹膜の外面と内面との間に腹部のあらゆる内臓がある」と述べたことを意味する。また、「ファロッピオへの返答」とは、一五六四年に出版されたヴェサリウスの著書『ファロッピオ解剖学的観察に対する試論』を指している。
漿膜下組織は「漿膜の下にある結合組織」という意味にすぎない。漿膜は、腹膜、胸膜、心膜の内面や内臓の表面を被う半透明の薄い膜の総称なので、漿膜下組織は胸膜や心膜の下にも存在する。

(2)Singer JC：Op. cit., p.168-169, 1956.
Duckworth WLH：Galen on Anatomical Procedures, the Later Books. p.125-128, Oxford, 1962.
Richardson WF：Andreas Vesalius: On the Fabric of the Human Body. vol.5, p.148, California, 2007.
導管を形成する腹膜と精巣との関係について、ガレノスは次のように述べている。
「導管」が精巣とくっつくのはこの部位［精巣の後面］だけである。ほかの部位では精巣から離れている。すなわち、導管は太くなった後、心臓を囲み心臓を包む膜（できれば鞘と命名したい）のように、精巣を包んでいる。しかし、昔の医学者にはこれをギリシア語でエリトロイデスerythroidesと呼んだ者が多いので、この名前を用いるべきである。

ガレノスのエリトロイデスはケルススのエリトロイデスelytroidesと綴りが異なる。しかし、一六世紀にヴェサリウスは、精巣の被膜は二枚あると述べ、そのうち外側の膜をギリシア人はerythroidesあるいは鞘に由来する名前［elytroides］で呼んでいたと述べた。すなわち、ガレノスとケルススのエリトロイデスは綴りは違っても同じ構造物を意味していた。精索や精巣の被膜は、健康人よりヘルニア患者の膜のほうが識別しやすい。一七世紀に病理解剖が行われるようになると、精巣挙筋は膜状の構造物とみなされてerythroides［赤い膜という意味］と呼ばれ、この二つの用語は別の構造物を意味するようになった。

（3）Hyrtl J：Op. cit., p.157-159, 1880.

Adams F：Op. cit., p.363-364, 1846.

ギリシア語cremasterの原意は精索である。二世紀はじめにルフォスは、ケルススと同様にcremasterを精索の意味に用い、精巣を吊す「中空のスジ」と説明した。しかし、その後ガレノスは精索をporos［導管］と呼び、cremasterという言葉を精巣挙筋に転用した。そのため、中世にはcremasterの意味が混乱し［第2章注（4）と（11）］、オリバシウスはこれを精巣挙筋、パウロスは精索と解釈した。この混乱は近代に収まったが、それはヴェサリウスがcremasterを筋肉だということにしたからである。

（4）坂井建雄ほか訳：ガレノス解剖学論集、二〇三頁と二〇五頁、京都大学学術出版会、二〇一一年。

Singer JC：Op. cit., p.135, 1956.

Lunn HF：The comparative anatomy of the inguinal ligament. J Anat 82：58-67, 1948.

Goss CM：On the anatomy of muscles for begginers by Galen of Pergamon. Anat Rec 145：477-501, 1963

鼡径靱帯はヒトにしかない。二足歩行するヒトでは、発達した腸腰筋が通る骨盤の前縁が凹み、この凹みの上を鼡径靱帯が橋渡ししている。サルは、腸腰筋の発達が悪く、この凹みも鼡径靱帯もない。ガレノスが鼡径靱帯を知らなかったのはそのためである。鼡径輪については、ガレノスの『筋の解剖について』にそれらしく思える記述はあるが、『身体諸部分の用途』や『解剖手技について』に明確な記述はない。

（5）Richardson WF：Op. cit., vol.5, p.53-57, 145-150, 2007.

（6）Richardson WF：Op. cit., vol.4, p.55 and 148, 2007

中世のアラビアやヨーロッパの外科医はガレノスの導管をディディムスと呼んだ［第2章注（11）］。

(7) Forrester JM：The Physiologia of Jean Fernel, p.83, 2003.
フェルネルは著書『医学総論』で腹膜について次のように述べている。

　腹膜はすべて二重の膜である。内腹膜は大静脈、大動脈、腎臓の上に広がる。外腹膜はその膜の外にあり、これらの内臓を被うので、血管の枝は二枚の膜の間で安全に分岐できる。腎臓の上にあると述べた外腹膜は、恥骨に近づくにつれて、つまみ上げられて一種の通路を形成し、その中を通って精管［精巣静脈の誤り］が外に出て射精管［精管のこと］が中にもどる。この通路はそこから陰嚢に下降し、陰嚢の裏側でゆるやかに広がって中にすべてを包む。前腹部にある腹膜のもうひとつの膜［内腹膜］は、精巣にくっついている膜の続きだと分かるだろう。しかし、恥骨の近くで精巣から引き離されて恥骨を越えることはないので、腹部内に残り、内面を被って囲むだけである。以上のことから、精管が陰嚢に下降するところの腹膜には、ガレノスらのいう穴はどこにもないことが分かる。

(8) 藤田尚男：人体解剖のルネサンス、一七七～一九〇頁、平凡社、一九八九年。

(9) Macalister A：Archaeologia anatomica IV. Poupart's Ligament. J Anat Physiol 33：493-497, 1899.
Callender GW：Op. cit., p.11-14, 1863
マカリスターによれば、一七一七年にイタリアの解剖学者モルガーニは、これは靱帯ではなく外腹斜筋の腱の一部にすぎず、すでにファロッピオが大腿弓と呼んでいると指摘した。この批判により、無名だったプパールの報告がむしろ脚光を浴び、プパール靭帯という名称が広まったという。

(10) Falloppio G：Libelli duo alter de ulceribus: alter de tumoribus praeter naturam. Venice, 1606.　Cited from Gurlt E：Geschichte der Chirurgie. vol 2, p.394-396, Berlin, 1898.
ファロッピオは三つの穴からなる腹筋の管の破裂や拡張をヘルニアの原因とみなしたが、この考えはガレノスの「導管説」に合致している。

(11) Dionis P：The Anatomy of Human Bodies. p.108 and 114, London, 1703［Anatomie de l'homme suivant la circulation du sang, 1690の英訳書］
Singer JC：Op. cit., p.168, 1956.
このトンネルの逆止弁作用について、ガレノスは次のように述べている。
　尿管の通路が［膀胱壁を］斜めに走り、膀胱内から見るとハト小屋の蓋《ふた》のような被いでふさがれているのが分かる。この被いは、膀胱と同じ材質なので膀胱の一部であり、通路の中にあるものだけが押し開くことができるようになっている。尿管から腹膜をはがしたとき、精巣動静脈も［腹壁を］腹膜の穴まで斜めに走行しているのが分かる。

(12) Douglas J：Op. cit., p.16-17, 1730.
Winslow JB：An Anatomical Exposition of the Structure of the Human Body. vol.2, p.131, London, 1734
現在のセルcellという用語は「細胞」という意味に用いられているが、当初のセルは蜂窩［ハチの巣状の小胞］を意味し、マルピーギはセルまたは小胞globuleと呼んだ。また、ライスのセル状物質は、セルからなる組織を意味し、一七三二年にウィンスローがセル状組織tissu cellulaireと言い換えた。一九世紀には顕微鏡が発達し、組織学が生まれて細胞学説が唱えられ、セル状組織は結合組織と呼ばれるようになった。
ちなみに、ウィンスローは外腹膜より内部の領域すなわち体壁に囲まれた空間を腹腔abdominal cavityと呼び、内腹膜に囲まれた空間を腹膜腔peritoneal cavityと呼んで区別した。それゆえ、腹部の内臓はすべて腹膜腔ではなく腹腔の中にある。

(13) Bostock J：An Elementary System of Physiology. vol 1, Chap 1, p.15-74, Boston, 1825
Hunter W：The history of emphysema. Medical observations and inquiries 2：17-69, 1764
Bichat MFXA：A Treatise on the Membranes in General, and on Different Membranes in Particular. Boston, 1813
［Traité des Membranes en Général et de Diverses Membranes en Particulier. 1799］
梶田昭訳：ビシャ『諸膜論』. 科学医学資料研究145: 1-7, 1986, 147: 8-12, 1986, 148: 5-11, 1986, 151: 6-10, 1986, 153: 5-9, 1987, 154: 8-12, 1987, 156: 8-12, 1987, 159: 1-5, 1987, 161: 1-6, 1987, 162: 5-12, 1987, 164: 6-9, 1988, 165: 7-11, 1988, 167: 4-9, 1988, 168: 6-9, 1988, 173: 7-10, 1988, 178: 3-7, 1989, 191: 4-12, 1990.
線維膜の概念は、ベルゲン著『セル状膜について』［一七三二年］、ハラーの生理学書、ボン著『膜の連続性について』［一七六三年］、ハンター兄弟の論著などによって育まれ、一八世紀末にビシャが確立した［第6章を参照］。ビシャは人体の膜を粘膜、漿膜、線維膜の三つに大別したが、この三つの用語は一八世紀につくられたと思われる。ちなみに、ラテン語の形容詞mucasaやserosaが名詞化するのは、『バーゼル解剖学用語』［一八九五年］より後のことである。

(14) Macready JFCH：Op. cit., p.18, 1893.
一六八七年にブランカールト、一六九一年にライス、一六九六年にヌックがフェルネルと同様のことを報告した。このとき、ヌックは鼡径部に腹膜突起のある女性を報告したので、後に女性の腹膜突起はヌック憩室またはヌック管と呼ばれるようになった。

(15) Cheselden W：The Anatomy of the Human Body. p.163 and 182, London, 1713

チェズルデンによれば、鞘状突起はelythroides［鞘膜］の別名で精巣の被膜である。しかし、鞘状突起はヒモのような構造物として図に描かれ、鞘膜［鞘状突起］と精索との区別があいまいである。この区別を明確にし、「精索」という概念をはじめて確立したのはウィンスローだと思われる。

(16) Winslow JB：Op. cit., vol.2, p.190-192, London, 1734［Exposition Anatomique de la Structure du Corps Humain. tom.4, p.563-564, Paris, 1732］

(17) Pott P：A Treatise on Ruptures. 2nd ed., p.6-7, London, 1763.
ポットは精索鞘膜を総鞘膜tunica vaginalis communisとも呼んだ。総鞘膜に対応する精巣鞘膜の別称は精巣固有鞘膜tunica vaginalis propria testisである。精索鞘膜は外腹膜の続きだが、精巣鞘膜は内腹膜に由来する。また、単に鞘膜といえば精巣鞘膜のことを意味するので、注意が必要である。

(18) Garengeot R-J C de：A Treatise of Chirurgical Operations, According to the Mechanism of the Parts of the Human Body. p.87, London, 1723［Traité des opérations de chirurgie, p.138, Paris, 1720］
O'Malley CD et al：William Harvey, Lectures on the whole of anatomy. p.54 and 126, Berkeley, 1961
ガランジョは精索をフランス語でcordon des vaisseaux spermatiqueと呼んだ。ハーヴィのラテン語vasa preparantiaを精索の古語とする考えもあるが、筆者はこのフランス語が精索という用語の起源だと思う。
精索は精巣脈管と鞘膜［外腹膜の続き］を合わせた構造物で、精索は内臓である。精巣挙筋と外精筋膜は、内臓ではなく体壁の一部［筋層の続き］なので、精索に含めるべきではない。ちなみに、精索を「parietalizeする」という言い方がある。これは、メッシュを用いて腹壁を補強するヘルニア形成術のとき、腹膜から精巣脈管を分離し、両者の間にメッシュを挿入することを意味している。すなわち、外腹膜を切開し、外腹膜と内腹膜との間にある内臓の精巣脈管を「体壁側に移動する」という意味である。

(19) Heister L：A Compendium of Anatomy. p.89, London, 1752［Compendium Anatomicum, 1721］

第4章　近代のヘルニア手術と「腹壁脆弱説」

(1) Cowell EM：Hernia and hernioplasty. p.1-7, London, 1927.
消毒法が開発される一九世紀半ばまで、根治手術radical cureは理想にすぎなかった。一八世紀のフランスでは、嵌頓解除術をkelotomieまたはherniotomieと呼び、根治手術から区別していた。『オックスフォード英語辞典』によれば、嵌頓解除術を意味するherniotomyという英語の初出は一八一一年で、ヘルニアの根治手術を意味する英語herniorrhaphyは一九一九年に現れる。Hernioplastyという英語は一九二七年にイギリスのコーウェルがつくったと思われる。コーウェルは、herniotomy の意味をヘルニア囊切除術に変え、herniorrhaphy を鼡径管再建術、hernioplasty をヘルニア形成術という意味に用いた。

（2）Albert E：Op. cit., 1878.
De Moulin D：A history of surgery. p.230-242, Dordrecht, 1988.
Hamby WB：Surgery and Ambroise Paré by JF Malgaigne. p.96-98, Oklahoma, 1965
アルベルトの分類④の方法は、一二世紀から行われていたといわれ、一五世紀にイタリアの内科医ベネデッティが次のように説明している［ベネデッティはヘルニア囊を tunica と呼んだ］。
　長さ一フィートの丈夫な絹糸を通した丈夫な針と一インチ四方の象牙板を用意する……次に、医師は腸の入った tunica を左手でしっかりつかんではみ出しを防ぎ、右手で精巣近くの精巣脈管を探す。必要なことは、皮膚と tunica 全体をいっしょにつかみ、精巣脈管を背側にすることである。油で濡らした針を［精巣脈管を避けて］下から突き通し、その通路に糸を残す。助手は糸をつかみ、糸の両端を間の皮膚の上に置いた象牙板の上できつく結紮する。陰嚢のほかの部分や精巣を結紮に巻き込まない。一日に一、二回糸の輪の中の象牙板を回す。こうして皮膚と tunica は徐々にきつく絞められてつぶされる。精巣に近い穴は拡大するが化膿はせず、上方の穴も同じように拡大し、薬物によって拘縮し、二つの傷はひとつになる。実際、糸はどんどんねじれ、絞められた組織は一〇日目か一一日目頃に完全に離断される。瘢痕による治癒を目指し、切れたばかりの組織が開いて腸がはみ出さないように注意する……糸の輪に巻き込まれた組織は切断され、治癒する間に瘢痕拘縮が起こる。もくろみ通りにいけば、腹膜の穴は閉じ、腸や大網がはみ出す通路は閉鎖する。

（3）Ogden MS：The Cyrurgie of Guy de Chauliac. p.508, London, 1971
Johnson T：The Works of Ambrose Parey. p.242, London, 1649.
ギー・ド・ショリアックによれば、ベランドゥス・メティスという外科医がディディムスと精巣脈管をいっしょに金線で結紮し、精巣の血行が止まらない程度の強さで結紮する方法を開発したという。パレはこの手術を「金線結紮法」と呼んで有名にしたが、彼自身は脱腸帯を好んだといわれている。

（4）Dionis P：A Course of Chirurgical Operations.p.187, London, 1733［Cours d'operations de chirurgie, Paris, 1707］
アルベルトによれば、王の縫縮術の起源はかなり古いという。

（5）Franco P：Traite des Hernies. p.46-47, Lyon, 1561.
フランコはディディムスをフランス語で didyme と呼んだ。嵌頓解除術はフランコが開発したといわれることが多いが、アルベルトによれば一五五九年にフランスの外科医モーパスが開発したという。

（6）Adams F：Op. cit., vol 2, p.377, 1846.
Heister L：Medical, Chirurgical, and Anatomical Cases and Observations. p.2-3, London, 1755
（7）Pott P：Op. cit., p.170, London, 1763.
Mills PR：Privates on Parade: Soldiers: Medicine and the Treatment of Inguinal Hernias in Georgian England. In Hudson GL ed.：British Military and Naval Medicine, 1600-1830, p.149-182, 2007
カブリエール修道院院長の話はディオニスの著書Cours d'operations de chirurgie, 1707、ボウルズ、レントン、リトルジョンに関する話はヒューストンの著書The History of Ruptures, 1726にある。フランス王ルイ一四世はカブリエール修道院長にだまされ、イギリス王ジョージ一世が大金と爵位を与えて手に入れたレントンの処方はただの希硫酸にすぎなかったという。
（8）Macready JFCH：Op. cit., p.194-208, 1893.
ルカンは腰回りの三分の二に回すバネをつくった。カンパーは『脱腸帯調整論』を著し、これを六分の五まで大きくする必要性を明らかにした。
（9）Crooke H：Mikrokosmographia. A Description of the Body of Man. p.79, London, 1615
Wiseman R：Severall chirurgical treatises. p.147-148, London, 1676
（10）Heister L：Op. cit., Part 2, Chap.116, 1743
（11）Macready JFCH：A note on an early description of infantile hernia' Brit Med J i：652, 1892
（12）Garengeot RJC：Op. cit., p.89-90, 1723
（13）Teale TP：A Practical Treatise on Abdominal Hernia. p.40, London, 1846.
Lawrence W：A Treatise on Ruptures. 2nd ed, p.16, Philadelphia, 1811.
ティーレの説明はロレンスの記述をそのまま引用したものだが、この考えは現在も広く認められている。
（14）Macready JFCH：Op. cit., p.55-66, 1893.
Kingdon JA：On the cause of hernia. Med Chir Trans 47：372-373, 1864
（15）Lagaranne MLR de：Essai d'un traité des hernies. Paris, 1726. Cited from De Moulin D：Op. cit., 1978
（16）Scarpa A：A Treatise on Hernia. p.42-46, Edinburgh, 1814

第5章　先天性ヘルニアと「鞘状突起説」

（1）Sharp S：A Critical Enquiry into the Present State of Surgery. p.3, London, 1750.

Cheselden W：Observations. In Gataker T：The Operations in Surgery of Mons. Le Dran. p.463-464, London, 1749.
シャープとW・ハンターの考えは、イギリスの指導的な外科医チェズルデンのお墨付きだった。

（2）Hunter W：Medical Commentaries. Part I. p.70-75, London, 1762.
この本はリンパ管と先天性ヘルニアの解剖研究史に関する第一級の史料である。ちなみに、一七四七年にウィリアム・ハンターが解剖学校を開いて以来、人体解剖は医学生の必修項目になった。

（3）Pott P：Op. cit., 21, 1756.
ラテン語のlusus naturæは、一般に「奇形」と和訳され、natural defectやmutantと英訳されている。この英語は「自然な欠陥」や「突然変異」と和訳されている。「奇形」という日本語は先天性疾患という意味に受け取られやすいので、本書では「まれな異常」という意味で「異形」と翻訳した。

（4）Haller A：Pathological Observations chiefly from Dissections of Morbid Bodies. p.55-64, London, 1756
本書は一七五五年に出版されたOpuscula Pathologicaの英訳書である。ハラーの筒状鞘vagina cylindricaはガレノスの導管やヴェサリウスの腹膜突起と同一の構造物であり、ケルススのエリトロイデスやパウロスの鞘膜もこれらと混同されていた［第2章注（4）を参照］。

（5）Hunter J：Observations on the state of the testis in the fœtus, and on the hernia congenita. In Hunter W：Op. cit., p.75-89, 1762.

（6）Beekman F：The "hernia congenita" and an account of the controversy. It provoked between William Hunter and Percival Pott. Bulletin of the NY Academy of Medicine 22：486-500, 1946.
Moore W：The Knife Man, p.63-85, New York, 2005［矢野真千子訳：解剖医ジョン・ハンターの数奇な生涯、河出書房、二〇〇七年］
この剽窃問題については、ポットは無実と考えられていたが、その根拠は人格者のポットが剽窃するはずはないという薄弱なものだった。最近は、剽窃はあったと考えられている。

（7）Pott P：Op. cit., p.13-15, 1756.
ポットの『ヘルニア論』初版［一七五六年］は、第二版［一七六三年］で全面的に書き換えられた。第三版［一七六九年］では、第一〇章から第二版の弁明が削除された。第四版［一七七五年］以降は、第三版と一字一句同じである。『ヘルニア論』の主旨は、ヘルニアを根治する治療法がないことを明らかにし、クワックの甘言にのって焼灼療法などの有害な治療を受けないように忠告することだった。

（8）Pott P：An Account of a Particular Kind of Rupture, Frequently Attendant uopn New-Born Children; and Sometimes Met with in Adults; viz. That in which the Intestine, or Omentum, is found in the Same Cavity, and in Contact with the Testicle. London, 1757

(9) Critical Review, March 1757.

(10) Pott P：Op. cit., p.138-164, 1763.

Lagaranne MLR de：Op. cit., 1726. Cited from Macready JFCH：Op. cit., p.79, 1893

ポットはハラーではなくラガランヌの著書Essai d'un traité des hernies, 1726から着想を得たと弁明した。ラガランヌは「乳児では、精巣脈管が外腹膜に囲まれ、外腹斜筋の輪から精巣まで導かれるところが、盲端の管になっていることがある。この管は、太さはペン、長さは親指ほどで、解剖学者がイヌの解剖で認めて盲管と呼んでいるものに似ている」と述べていた。また、ラガランヌはこの管がヘルニアの原因になり得ると示唆したが、この管を異形lusus naturaeとみなしていた。

(11) Hunter W：A Supplement to the First Part of Medical Commentaries. London, 1764

(12) Stiles HJ：The operative treatment of hernia in infants and young children. Brit Med J ii：812-817, 1904

スタイルズは、乳幼児の単径ヘルニアのほぼ全例を手術し、そのうち［ヘルニア嚢の中に精巣がある］先天性ヘルニアは五％しかなかったと報告した。

(13) Camper P：Verhandeling over de oorzaaken der menigvuldige breuken in de eerstgeborene kinderen. Verhand Holl Maartsch Wetensch 6：235-265, 1761［新生児に多いヘルニアの原因に関する論考］。

Valentin G：Handbuch der Entwicklungs-geschichte des Menschen. p.391-408, Berlin, 1835

Schreger BNG：Ueber den Wasserbruch des Scheidenkanals, eine neue Art der Hydrocele. Abhandlungen der Physikalisch-Medicinischen Societät zu Erlangen 1：351-378, 1810.

IJpma FFA, et al：An Early Observation on the Anatomy of the Inguinal Canal and the Etiology of Inguinal Hernias by Petrus Camper in the 18th Century. World J Surg 33：1318-1324, 2009

カンパーは、ポットの小冊子［一七五七年］に啓発されて新生児を解剖し、腹膜突起が、ヘルニアの原因になると指摘した。腹膜突起は一九世紀に腹膜鞘状突起と呼ばれるようになったが、厳密にいうと、腹膜鞘状突起はヴェサリウスの腹膜突起と少し違う。腹膜鞘状突起は内腹膜だけからなるが、腹膜突起は外腹膜と内腹膜の二枚の膜でできているからである。また、一八世紀はじめの鞘状突起［第３章注(15)］とも違う。一八世紀の鞘状突起は外腹膜だけからなる。一八一〇年にシュレーゲルが腹膜鞘状突起遺残という用語をつくったが、腹膜鞘状突起という名称が普及したのはその後と思われる。

(14) Cooper AP：The Anatomy and Surgical Treatment of Inguinal and Congenital Hernia. p.57-58, London, 1804
(15) Hey W：Practical Observation in Surgery. p.144-147, London, 1803.
(16) Holmes T：A Treatise on Surgery, its Principles and Practice. p.640-646, Philadelphia, 1876
Moschcowitz AV：The anatomy and identity of "encysted" and "infantile" hernia. SGO 35：711-716, 1922
一九世紀後半に「乳児ヘルニア」と「被嚢ヘルニア」は外鼡径ヘルニアの異なる亜型と考えられるようになり、この亜型分類に関する議論は半世紀以上も続いた。この議論は日本では知られていないが、不毛な空論が目立つので、本書では深く言及しない。現在では図11の簡潔な考えが確立している。
(17) Pott P：Op. cit., p.10-11, 1763
(18) Malgaigne JF：Ueber die Eingeweidebrüche. p.232-140, Leipzig, 1842［Leçons Cliniques sur les Hernies. Paris,1841］.
木本誠二：鼠徑ヘルニアの臨床。二五～三一頁、學術書院、一九四八年
マルゲーニュの用いた用語は鞘状突起ヘルニアhernia processus vaginalis、精巣性鞘状突起ヘルニアhernia vaginalis testicularis、精索性鞘状突起ヘルニアhernia vaginalis funicularisである［訳語は木本による］。
マルゲーニュは統計学をはじめて医学に応用した研究者のひとりである。一八三五年から一八三七年までの二年余の間におけるパリのヘルニア発生率を調査し、全人口に対するヘルニアの発生率を約五%と算出した。また、「オリーブ油を恒常的に摂取するとヘルニアが起こりやすくなる」とか「険しい山国にはヘルニアが多い」という風説はマルゲーニュによって統計学的に否定された。
(19) Birkett J：Hernia into the vaginal process of the peritoneum—its varieties, complications, and treatment—illustrated by cases. Brit Med J　ii：963-967, 1858
Birkett J：Hernia. In Holmes T ed., A System of Surgery, Theoretical and Practical. vol.4, p.227-326, 1864

第6章　クーパーの鼡径解剖

(1) Halsted WS：The radical cure of inguinal hernia in the male. Bull Johns Hopk Hosp 4：17-24, 1893
(2) Brock RC：The Life and Work of Astley Cooper. p.73, Edinburgh, 1952
一八二五年にクーパーはガイ病院に医学校を設立し、終生ここで活躍した。この学校では、クーパーの教え子で姪の夫アストン・キーが外科学、甥のブランズビー・クーパーが解剖学を講義した。
(3) クーパーのヘルニア三書
①The Anatomy and Surgical Treatment of Inguinal and Congenital Hernia. London, 1804

②The Anatomy and Surgical Treatment of Crural and Umbilical Hernia, etc. London, 1807
③The Anatomy and Surgical Treatment of Abdominal Hernia. London, 1827［American edition 1844］
③を編集したアストン・キーはクーパーが実際に行った鼡径解剖の手順を記載した。なお、クーパーは①の序文で位置と方向の用語に言及し、outerとinnerを浅深ではなく正中線からの遠近［現在のlateralとmedial］の意味に用いると述べているので、本書の付録を読むときは注意が必要である。

(4)クーパーの講義録三書
①Tyrell F ed：The Lectures of Sir Astley Cooper on the Principles and Practice of Surgery. vol 3, p.1-106, London, 1827
②Lancet ed.：Lectures on the Principles and Practice of Surgery. p.197-251, London, 1832
③Lee A. ed.：The Principles and Practice of Surgery. vol 2, p.1-138, London, 1837
クーパーは聖トーマス病院で毎週二回外科学を講義した。講義録①はクーパーの姪の夫ティレルがそれを独自に編集したもの、講義録②はランセット誌の一八二三年一〇月五日号［創刊号］から一八二四年一〇月二日号まで毎週掲載された七六講を一冊の本にしたもの、講義録③はそれまでのクーパーの著作に基づいて編集されたもの。①と③は三巻本、②は一巻本である。

(5)Cooper AP：Observations on the Structure and Diseases of the Testis. 2nd ed., p.1-15, London, 1841［1st ed, 1830］

(6)Richter AG：Traité des Hernie. p.15, Bonn, 1788. Cited from Lawrence W：Op. cit., p.131, London, 1811.
この考えに関する当時の一般的な見解はリヒターの記述から分かる。リヒターは外鼡径輪について説明した後、次のように述べている。

この輪状の割れ目fente l'anneau［外鼡径輪］は、前述した諸器官［精巣脈管］とセル状物質によって特異な方法で埋められているが、その背後には腹膜がある。この腹膜は、ある種の筋肉で被われているので、膨張力だけでなく腹部臓器の重さにも耐える。

(7)Alexander Monro tertius：The Morbid Anatomy of the Gullet, Stomach, and Intestines. 2nd ed., p.101-102, Edinburgh, 1830［初版は一八一一年］
筆者の知る限り、結合腱conjoined tendonという用語はこの本ではじめて用いられた［この本の初版には用いられていない］。結合腱について注意すべきことは、一般に腱tendonは「白い光沢のある密性の結合組織」と定義されるが、結合腱はそのような組織だけではないということである。結合腱を発見したクーパーは、師のジョン・ハンターの教えに従い、tendonをfasciaと同様の組織とみなしていた。しかし、現在では、結合腱は「密性の結合組織」とみなされている。

(8)Innes J：A Short Description of the Human Muscles. p.68-71, Edinburgh, 1776.
イネスはモンロー二世の下で解剖学を研究したが、肺疾患のため三七歳で夭逝した。イネスは、内腹斜筋と腹横筋の停止部として、白線、胸骨の剣状突起、下部肋骨を挙げ、恥骨には言及しなかった。二つの腹筋は結合腱を形成して恥骨にも停止するが、この結合腱を知らなかったからである。

(9)Bichat MFXA：Op. cit., 1813 [Traité des membranes en général et de diverses membranes en particulier. 1799]

(10)Heister L：Op. cit., p.12, 1752
Arnaud G：Op. cit., p.63, 1748.
一七五二年にハイスターは「腱は丈夫な白い頑強な器官で、筋肉に続き、筋肉の末端を形成する。腱が膜のように広がっているときは腱ではなくaponeurosisと呼ぶ」と述べていた。このハイスターの解剖書もアルノーの著書も一八世紀半ばに英訳書が出版されているので、ジョン・ハンターは膜状の腱がaponeurosisと呼ばれることを知っていたと思われる。しかし、ハンターは膜状の腱をaponeurosisではなくfasciaと呼んだ。

(11)Hunter J：Croonian Lecture on Muscular Motion. In Palmer JF ed.：The Works of John Hunter. vol 4, p.242-245, Philadelphia, 1840.
この記述から分かるように、ハンターのいうtendonもfasciaも単なる線維膜のことである。彼の教え子のクーパーも同じ考えをもっていた。しかし、ヒルトルのOnomatologia [Op. cit.] によれば、かつてはtendonもfasciaも光沢のある白い線維の束を意味していたという。それゆえ、これらを単なる線維膜とみなすハンターとクーパーの考えは一般的ではなかったと思われる。

(12)佐藤達夫：人体の層。日本解剖学会編：解剖学者が語る人体の世界、一一～一九頁、風人社、一九九六年。
Hunter RH：A Short History of Anatomy. p.86, London, 1931
バークレーは位置と方向の用語をはじめて理論的に整理した解剖学者である。肉眼による解剖学の課題はいまだに尽きないが、バークレーは講義のとき学生たちにいつも次のように話していたという。
解剖学は麦畑に似ています。まず麦刈りがやって来て、前人未踏の畑に入り、あちこちで大量の麦を刈り取ります。それが近代初期の解剖学者、ヴェサリウス、ファロッピオ、マルピーギ、ハーヴィです。次に落穂拾いがやって来て、見晴らしのよくなった畑から、パンを少しつくるには十分な落穂を拾い集めます。それが前世紀の解剖学者、ウィンスロー、ヴィク・ダジール、カンパー、ハンター、モンロー親子です。最後にガチョウがやって来て、刈り株の間に散ったわずかな麦粒を一所懸命に拾い集め、宵によろよろと帰宅し、乏しい収穫を喜々として自慢する。皆さん、私たちはそのガチョウです。

(13) Alexander Monro tertius：The Morbid Anatomy of the Human Gullet, Stomach, and Intestines. p.445, London, 1811
Craigie D：Adipose tissue, Cellular tissue. In Todd RB ed.：The Cyclopædia of Anatomy and Physiology, vol 1, p.56-64 and 509-517, London, 1836
Morton T：The Surgical Anatomy of Inguinal Herniae, the Testis and Its Coverings. p.214, London, 1841
Gallaudet BB：A Description of the Planes of Fascia of the Human Body. p.10-13, New York, 1931
浅在筋膜fascia superficialisは一八〇七年にクーパーがつくった用語で、外斜筋の腱から出て精索を被う筋膜［現在の外精筋膜］を意味する固有名詞だった。しかし、その後、線維膜の概念が確立するとともに［第３章注(13)を参照］、皮下脂肪層が筋膜と呼ばれるようになり、カンパー筋膜Camper's fasciaやスカルパ筋膜Scarpa's fasciaという用語がつくられた。バーンズをはじめ多くの解剖医は、浅在筋膜は腹部だけでなく全身にあると述べ、浅在筋膜と深在筋膜という用語を皮下脂肪層の一般的な名称として用いた。これらの用語の意味が混乱したのはそのためと考えられる。

(14) Cloquet JG：Anatomical description of the parts concerned in inguinal and femoral hernia. London, p.7, 1835［Recherches Anatomiques sur les Hernies de l'Abdomen. p.15, Paris, 1817］
Carus CG：An Introduction to the Comparative Anatomy of Animals. p.346-348, London, 1827［Lehrbuch der Zootomie. Leipzig, 1818］
Backhouse KM：The gubernaculum testis of the pig（sus scropha）. J Anat 94：107-120, 1960
一八二七年にアストン・キーが引用しているので、クーパーもクロケーの著書を知っていたと思われる。クロケーによれば、精巣挙筋は腹筋が精巣に引き出されて形成されるという。しかし、一九六〇年にバックハウスは、精巣が下降するとき内腹斜筋と腹横筋はまだ分化していないと指摘した。

(15) Forrester JM：Op. cit., p.83, 2003.
Palmer JF ed.：The Works of John Hunter. vol 4, p.41-57, Philadelphia, 1840.
ジョン・ハンターは外腹膜をreflected peritoneumやdoubled part of the peritoneumと呼んだ。これらの英語は腹膜の鏡像または双子を意味している。このことからハンターが腹膜は二層からなるという昔の考えに従っていたことが分かる。ハンターの教え子クーパーもその影響を受けた。

(16) 柵瀬信太郎：欧米における鼠径部の筋膜層構造の知見．臨床外科57：1033-1042, 2002
Cooper BB：Lectures on the Principles and Practice of Surgery. p.409, Philadelphia, 1852
Callender GW：Op. cit., p.30, 1863

Gallaudet BB：Op. cit., p.2-6, 1931
ブランズビー・クーパーは横筋筋膜の別称として腹内筋膜 internal abdominal fascia［一八六三年にルシュカが fascia endoabdominalis というラテン語にした］という用語を用いたが、B・クーパーは外腹膜を横筋筋膜と誤認していた。一八六三年にイギリスの解剖医カレンダーが腹横筋の固有筋膜を横筋筋膜と呼んだことは正しく、彼は外腹膜を腹膜下筋膜と命名した。しかし、現在も外腹膜は横筋筋膜と誤認され、腹壁の層構造に関する議論は混乱をきわめている。最近わが国で流行している腹壁層の鏡像配列説［腹壁層の外層と内層が筋層を中心に対称性に配置されているという考え］は、ギャローデットに由来する考えだが、発生学的な裏付けのない思弁的な考えなので、この混乱の解消には役立たないと思われる。

(17)Lytle WJ：The internal inguinal ring. Brit J Surg 32：441-446, 1945
Read RC：The transversalis and preperitoneal fascia—A reevaluation. In Nyhus's Hernia, 4th ed., pp.57-63, Philadelphia, 1995
深在大腿弓［腸骨恥骨靱帯］は大腿血管鞘の一部なので、深在大腿弓すなわち大腿血管鞘に続いている腹横筋筋膜［浅層の腹横筋層］が真の横筋筋膜である。また、内精筋膜が横筋筋膜の続きでないことは、内精筋膜が大腿血管鞘に続いていないことから明らかである。

(18)Winslow JB：Op. cit., vol 2, p.192, 1734.
Scarpa A：Op. cit., p.38-40, 1814.
Cloquet JG：Op. cit., p.11, 1835［Recherches Anatomiques sur les Hernies de l'Abdomen. p.19, Paris, 1817］
Eycleshymer AC：Anatomical names, especially the Basle Nomina Anatomica. p.62, New York, 1917
一八九五年の『バーゼル解剖学用語』によれば、精巣挙筋膜 fascia cremasterica はクーパーが造った用語とされている。しかし、筆者が知る限り、クーパーの著書に fascia cremasterica という用語はなく、一八三〇年に用いられた tendon of the cremaster muscle 以外にそれらしい用語は見あたらなかった。

(19)川満富裕ほか：精巣挙筋と鼡径解剖。臨床解剖研究会記録 5：54-55, 2005
Backhouse KM：The gubernaculum testis Hunteri：Testicular descent and Maldescent. Ann Roy Coll Surg Engl 35：15-33, 1964.
バックハウスによれば、精巣が下降するとき、内腹斜筋と腹横筋はまだ分化していない。それゆえ、鼡径管の後壁が完成したとき、精巣挙筋膜と横筋筋膜は分化しておらず、三者は一体になっている。言い換えれば、内腹斜筋の筋膜［精巣挙筋膜］と腹横筋の筋膜［横筋筋膜］が結合した状態になっており、精巣挙筋膜と鼡径管後壁の横筋筋膜は同一の構造物［結合腱］を形成しているといえる。

したがって、バッシーニのヘルニア手術では、精巣挙筋に包まれた精索を鼡径管後壁から挙上するが、この操作によって鼡径管後壁が破壊されることは明らかである。

第7章　ヘルニア手術の発展

(1) Schmucker JL：Die Siebenzehnte Beobachtung. Erfaharungen und Versuche über die vollkommene Heilung veralterer Scrotalbruche durch die Unterbindung des Bruchsacks, nach verhergegangener Operation.　Chirurgische Wahrnehmungen. Th 2：236-317, 1774.
Langenbeck CJM：Franz Xavier Rudtorffer's Abhandlung über die einfachste und sicherste Oerations-Methde eingesperrter Leisten- und Schenkelbrüche.　Bibliothek für die Chirurgie. Bd 2, St 4：708-771, 1809.
Lawrence W：A Treatise on Ruptures. 5th ed, p.110-130, London, 1838.
ヘルニア嚢から精巣脈管を分離する手術は不可能と考えられていたので、シュムッカーの報告は当時の外科医にとって衝撃的だったに違いない。この分離手術の核心は、精巣脈管がヘルニア嚢の内腔にぶら下がっている［図7］のではなくヘルニア嚢の壁の中に埋もれている［図13］という解剖知識である。この知識に基づいて総鞘膜［内精筋膜］を切開すれば、ヘルニア嚢と精巣脈管との分離は簡単にできることが分かる。この解剖知識は一八世紀前半に「精索」という概念が確立したことによって得られたと思われる［第3章注(15)］。

(2) Wood J：Lectures on Hernia and its Radical Cure. Lancet 1：1185-1189, 1233-1237, 1279-1283, 1885.
アクレルはフランスではなくスウェーデンの外科医。

(3) Wood J：On Rupture, Inguinal, Crural, Umbilical. p.76-94, London, 1863
Warren JF：A Practical Treatise on Hernia. p.243-302, Boston, 1882
ヘルニア手術では、手術創とくに腹膜を空気にさらしてはならないといわれていた。それゆえ、一八世紀のフランスの外科医プティはヘルニア嚢を開かないことを勧めた。ヘルニア嚢を開くと致命的な腹膜炎を起こすことが多く、それは腹膜が空気にさらされるためと考えられていたからである。

(4) Mitchell-Banks W：On the radical cure of hernia, by removal of the sac and stitching together the pillars of the ring. Brit Med J　ii：985-988, 1882

(5) Lister J：The adress in surgery. Brit Med J　ii：225-233, 1871
Steele C：On operations for the radical cure of hernia. Brit Med J　ii：584, 1874.

Annandale T：Case in which a reducible oblique and direct Inguinal and femoral hernia existed on the same side, and were success-fully treated by operation. Edinburgh Med J 21：1087-1091, 1876.

Annandale T：On the radical treatment of hernia with the aid of catgut and Listerian antiseptics.　Edinburgh Med J 26：488-493, 1880

Nussbaum JN：Vorläufige Anzeige über Heilung von Hernien. Aerztl Intelligenzblatt Münch 23：77, 1876

Czerny V：Studien zur Radikalbehandlung der Hernien. Wiener Medizinische Wochenschrift 27：497-500, 527-530, 553-556, 578-581, 1877.

(6) Husson FC：Editorial articles. Ann Surg 12：138-148, 1890

Bull WT：On the Radical Cure of Hernia, with Results of 134 Operations. Trans Am Surg J 8：99-117, 1890

(7) Morgan JH（Chairman）：A discussion on the treatment of hernia in children. Brit Med J ii：700-702, 1895

(8) Billroth T：Über 124 von November 1878 bis Juni 1890 in seiner Klinik und Privatpraxis ausgeführte Rsektionen am Magen- und Darmcanal Gastro-enterostomien und Narbenlösungen wegen chronische Krankheitsprocesse. Verhandlungen（vol 3）des X. Internationalen medicinischen congresses: Berlin, 4.-9. august 1890

Haidenthaller J：Die Radicaloperationen der Hernien in der Klinik des Hofraths Prof. Dr. Billroth, 1877-1889.　Arch für klin Chir 40：493-555, 1890.

Bassini E：Ueber die Behandlung des Leichtenbruches. Arch f klin Chir 40：429-476, 1890.

山内英生訳：鼡径ヘルニアの治療について。臨床外科41：1017-1020, 1161-1164, 1301-1304, 1557-1559, 1681-1685, 1986

(9) Owen EB（Chairman）：A discussion on the treatment of hernia in children. Brit Med J ii：470-474, 1899

Russell RH：The etiology and treatment of inguinal hernia in the young. Lancet ii：1353-1358, 1899

Stiles HJ：Radical cure of inguinal hernia in children. Brit Med J ii：599-602, 1901

Kellock TH：The radical cure of hernia in infants and young children. Proc Roy Soc Med 5：26-32, 1912

Hezfeld G：The radical cure of hernia in infants and young children. Edinb Med J 32：281-290, 1925

Potts WJ, et al：The Treatment of Inguinal Hernia in Infants and Children. Ann Surg 132：566-576, 1950

スタイルズとヘルツフェルドは、腹膜前脂肪組織が現れるまでヘルニア囊を引っ張り出し、現れたところで高位結紮を行った。こどものヘルニア手術が単純高位結紮術と呼ばれる所以は、この手術が単純なこと、すなわち鼡径管の後壁に手を加えないことにある［第9章を参照］。

(10) Andrews E：A method of herniotomy utilizing only white fascia. Ann Surg 80：225-238, 1924
Mair GB：Criticism of Bassini's operation and its modifications. Brit Med J ii：178-181, 1945
バッシーニ法の術後に起こる内鼡径ヘルニアの原因は深部縫合の縫合不全だと考えられている。しかし、もっと根本的な原因はバッシーニ法によって鼡径管の後壁が破壊されることにある［第9章を参照］。

(11) 再発とは手術前と同じ病気が手術後に再び現れることをいう。外鼡径ヘルニアにバッシーニ法を行った後に起こるヘルニアはほとんどが内鼡径ヘルニアである。バッシーニは、外鼡径ヘルニアも内鼡径ヘルニアも原因は同じだから同じ病気と考え、これを再発とみなしたのかもしれない。しかし、現在、内鼡径ヘルニアと外鼡径ヘルニアは違う病気と考えられている。手術前と違う病気が手術後に現れれば、その病気は再発ではなく合併症という。二〇世紀に報告されたバッシーニ法の術後ヘルニアは、ほとんどの原因が深部縫合の縫合不全であることが明らかにされた。すなわち、外鼡径ヘルニアに行ったバッシーニ法の術後ヘルニアは、再発ではなく手術合併症であり、瘢痕《はんこん》ヘルニアの一種とみなすべきである。

(12) クーパーのヘルニア原因説によれば、鼡径管後壁が脆弱でも、内鼡径輪が拡張し、鼡径管の斜行性が損なわれなければ、外鼡径ヘルニアは起こらない。内鼡径輪の拡張がなく、鼡径管後壁が脆弱になっているときに起こるのは、内鼡径ヘルニアである。

(13) Cowell EM：Recent advances in the surgery of hernia. Lancet i：478-483, 1927
Lichtenstein IL, et al：The tension-free hernioplasty. Am J Surg 157：188-193, 1989
van Hee R：History of inguinal hernia repair. Jurnalul de Chirurgie 7：301-319, 2011
Wantz GE：The operation of Bassini described by Attilio Catterina. Surg Obstet Gynecol 168：67-80, 1989
最近はメッシュを用いるヘルニア手術が流行しているので、herniorrhaphy は tissue-to-tissue method と言い換えられている。この英語は、、従来法や組織修復法などと訳されているが、本書では herniorrhaphy が基づくヘルニア原因説にちなんで鼡径管再建術と訳した。

第8章　現代のヘルニア原因説

(1) 川満富裕：嚢性説と単純高位結紮術。外科 57：443-447, 1995
Russell RH：Op. cit., 1899
ラッセルはイギリス生まれで、一八八三年から二年間ほどジョゼフ・リスターの内弟子になって外科を修行した。一八九〇年にオーストラリアに移住してリスターの消毒法をオーストラリアに広め、一九二七年のオーストラリア外科医師会の創設に活躍した。ところで、引用文から分かるように、鼡径管の上壁が内腹斜筋であることをはじめて指摘したのはラッセルである。

（2）現在では、鞘状突起が開存していても外鼡径ヘルニアのない例は、成人でも一〇%から二〇%に存在することが明らかになっている［第9章注（2）を参照］。

（3）Deanesly E：A criticism of current doctrines concerning hernia. Brit Med J　i：1487-1488, 1903 June 27

Murray RW：The etiology and treatment of oblique inguinal hernia. Brit Med J　i：1390-1394, 1906 June 16

Stiles HJ：Op. cit., 1901

（4）Russell RH：The saccular theory of hernia and the radical operation. Lancet　ii：1197-1203, 1906 Nov 3

（5）Keith AB：The "saccular theory" of hernia. Lancet　ii：1398-1399, 1906 Nov 17

（6）Russell RH：The "saccular theory" of hernia. Lancet　i：683-685, 1907 March 9

（7）Keith AB：On origin and nature of hernia. Br J Surg 11：455-475, 1924 Jan

Spencer F［山口敏訳］：ピルトダウン——化石人類偽造事件、東京、一九九六年

一九一〇年前後にイギリスのピルトダウンで発見された頭蓋骨の化石は、その解釈をめぐって議論が沸騰したが、一九五三年に捏造されたものであることが明らかになった。この捏造事件の犯人はいまだに不明だが、有力な容疑者としてアーサー・キースが挙げられている。

（8）Lytle WJ：Op. cit., 1945

（9）Potts WJ, et al：Op. cit., 1950

第5章で述べたように、成人にも先天性ヘルニアがある。それゆえ、「成人の外鼡径ヘルニア患者では鼡径管の後壁に脆弱な部分が必ずある」という考えは誤りである。

（10）Zimmerman LM：Indirect inguinal hernia：Personal method of repair. In Nyhus' Hernia Ist ed., p.115-127, 1964.

（11）Shouldice EE：Surgical Treatment of Hernia. Ontario Med Rev 4：43-69, 1945

（12）Wantz GE：The Canadian repair: Personal observation. World J Surg 13：516-521, 1989

（13）Read RC：Francis C. Usher, herniologist of the twentieth century. Hernia 3：167-171, 1999

（14）Chevrel JP ed.：Surgery of the Abdominal Wall. Belrin, 1985［山森秀夫訳：腹壁の外科．シュプリンガー・フェアラーク東京、一九九〇年］

（15）Lichtenstein IL, et al：Op. cit., 1989

（16）Nyhus LM, Harkins HN eds.：Hernia. 1st ed., Philadelphia, 1964

Nyhus LM, Condon RE eds.：Hernia. 2nd ed., Philadelphia, 1978
Nyhus LM, Condon RE eds.：Hernia. 3rd ed., Philadelphia, 1989
Nyhus LM, Condon RE eds.：Hernia. 4th ed., Philadelphia, 1995
Fitzgibbons RJ Jr., Greenberg AG eds.：Hernia. 5th ed., Philadelphia, 2002
(17)Read RC：The Biology of Inguinal Herniation. In Nyhus's Henia, 2nd ed., 93-95, 1978
Read RC：The Development of Inguinal Herniorrhaphy. Surg Clin North Am 64(2)185-196, 1984
Read RC：Arthue Keith, the anatomist who envisioned herniosis˙ Hernia 11：469-471, 2007
Read RC：Herniology：past, present, and future. Hernia 13：577-580, 2009
(18)Bendavid R : The United Theory of hernia formation. Hernia 8：171-176, 2004

第9章 「鞘状突起説」の再評価

(1)Zimmerman LM, Anson BJ：Anatomy and Surgery of Hernia. Baltimore. 1st ed,. 1953 and 2nd ed., 1967.
(2)van Wesson KJP, et al：The etiology of indirect inguinal hernias: congenital and/or acquired ?　Hernia 7: 76-79, 2003
Keith AB：Op. cit., 1924 Jan
Read RC：Op. cit., 1984
(3)田中苗太郎：バッシーニ氏鼠径歇児尼亜根治手術ニ関スル経験。中外医事新報 20：1090-1099, 1899
Mastin CH：Hernia. Trans Am Surg Ass 7：25-56, 1889
一八九三年から一八九七年までの日本帝国陸軍の徴兵検査では年間平均約三八万人の新兵のうち鼡径ヘルニアは二千人弱［約〇・五％］しかみられなかったが、南北戦争のときアメリカでは約二三万人の新兵のうち約五％鼡径ヘルニアを認めたという。この違いは嵌頓ヘルニアを整復していたか否かによると思われる。すなわち、日本の新兵のヘルニアはほとんどが成人後に発症したものといえる。
(4)Gridnev A：Über die Merkmale der angeborenen Hernie. Deutsche Zeitschrift für Chirurgie 237：516-523, 1932
中石誠二：塩田外科教室ニ於ケル約12年間ノ鼠蹊「ヘルニア」患者1562人ニ就テノ統計的観察。日本外科学会雑誌36：1036-1081, 1935［中石は木本の旧姓］
先天性と後天性の鼡径ヘルニアをヘルニア嚢の解剖から鑑別しようという試みはいくつもあったが、思弁的な考えが多く、決定的な鑑別方法はみつからなかった。
(5)Watson LF：Embryologic and anatomic consideration in etiology in inguinal and femoral hernias. Am J Surg 42：695-703,

1938
（6）川満富裕ほか：成人の外鼠径ヘルニアと単純高位結紮術。消化器外科 17：1501-1505、1994
（7）Ferguson AH：Oblique Inguinal Hernia. Typic Operation for Its Radical Cure. JAMA 33：6-14, 1899 July 1

Measurement.

The following measurement of the parts I have described was made from subjects, which appeared to be well formed; and although the precise distance will vary according to the size of the person, the relative proportion of the parts will be preserved.

Male.

	Inches.
Symphysis pubis to the anterior superior spinous process of the ilium . . .	5 3-4ths.
———— to the tuberosity of the pubes	1 1-8th.
———— to the inner margin of the external abdominal ring . . .	0 7-8ths.
———— to the inner edge of the internal abdominal ring	3
———— to the middle of the iliac artery	3 1-8th.
———— to the middle of the iliac vein	2 5-8ths.
———— to the origin of the epigastric artery	3
———— to the epigastric artery on the inner edge of the internal abdominal ring	2 3-4ths.
———— to the middle of the lunated edge of the fascia lata	3 3-4ths.
———— to the middle of the crural ring	2 1-4th.
Anterior edge of the crural arch to the saphæna major vein	1

Female.

Symphysis pubis to the anterior superior spinous process of the ilium	6
———— to the tuberosity of the pubes	1 3-8ths.
———— to the inner margin of the external abdominal ring	1
———— to the inner edge of the internal abdominal ring	3
———— to the middle of the iliac artery	3 3-8ths.
———— to the middle of the iliac vein	2 3-4ths.
———— to the origin of the epigastric artery	3 1-4th.
———— to the epigastric artery on the inner edge of the internal abdominal ring	2 7-8ths.
———— to the middle of the lunated edge of the fascia lata	2 3-4ths.
———— to the middle of the crural ring	2 3-8ths.
Anterior edge of the crural arch to the vena saphæna	1 1-4th.

---

generally sends a connecting process. The glands and superficial veins may now be removed with the superficial fascia from the fore part of the sheath, care being taken that the sheath be not opened, to avoid which, some of the cellular texture uniting the glands and absorbents should be left. The form and appearance of the inner portion of the sheath will now be made evident, as dilineated in the Author's plates.

The abdomen may now be opened by continuing the first angular incision into the abdominal cavity, and the part, where a femoral hernia first protrudes, examined; it will be readily recognised by a loose fold of peritoneum formed by the contiguous passage of the umbilical artery, which allows the finger to be passed down some distance below Poupart's ligament; while the finger of an assistant is within the canal, an opening is to be made in that part of the sheath covering the femoral vein, and the bag enveloping a femoral hernia will be readily understood: it will be seen that the finger is not in contact with the vein, but is enveloped in a sort of protruded bag, formed by that part of the sheath admitting the entrance of the absorbents. The peritoneum may now be carefully detached by the hand from the fascia transversalis, beginning on the outer side; in doing which, the process connecting the inner margin of the internal ring to the peritoneum, will be seen passing for some distance upward along the spermatic vessels. The aperture of the femoral sheath, divested of peritoneum and viewed from the abdomen, appears filled with elastic cellular and adipose membrane, which will be found to yield before the protruded finger, and thus assist in forming a covering to the hernia; this adipose membrane, where the absorbents enter, also explains the cause of the peritoneal sac of a femoral hernia being covered by fat, which gives this covering the character of omentum. If the parietes be stretched, the dissector thinks he has an internal view of Gimbernat's ligament forming its lunated edge; this tendinous process, however, cannot be seen till the inner portion of the fascia transversalis be more completely dissected from it, by doing which the process sent by this fascia to the linea ilio pectinea will be seen connected with Gimbernat's ligament, and thus giving rise to the erroneous idea of the latter consisting of two layers. The fascia transversalis, being detached from Gimbernat's ligament, may now be easily separated from the posterior edge of the crural arch by the handle of the knife, and the continuation of the fascia to form the femoral sheath may be seen. The knife may now be passed between the fore part of the sheath and Poupart's ligament, and divide the latter so as to remove any constriction arising from Gimbernat's and Poupart's ligaments; let the finger be introduced into the mouth of the femoral sheath; notwithstanding the entire removal of the above ligaments, a band will be found stretching across the fore part of the sheath, and presenting a very evident cause of constriction to a femoral hernia; it is in consequence of the unyielding nature of this band that the mouth of a femoral hernial sac is so narrow, and the consequent chance of reducing the gut when strangulated is so much smaller in this species of hernia than in the inguinal; the perfect state of the bag formed by the sheath, into which a femoral hernia must necessarily pass, may also be satisfactorily ascertained. The septum, which separates the absorbents from the vein, and also that which divides the vein and artery, can be seen by making two small incisions in the sheath, so as to lay bare each vessel.

The peritoneum is then to be reflected from the iliac muscle, which will lay bare the iliac fascia, a strong dense membrane covering the iliacus and psoas muscles, and appearing as a continuation of the outer portion of the fascia transversalis; by its arising from the outer half of Poupart's ligament in conjunction with the outer portion of fascia transversalis, the dissector will understand how the viscera are prevented descending upon the thigh between the femoral vessels and the spinous process of the ilium. The fascia iliaca may be traced inwards, behind the iliac vessels, as far as the linea ilio pectinea, and joining the tendon of the psoas parvus, it takes off that sharpness from the brim of the pelvis, which, in the skeleton, might seem prejudicial to the pregnant uterus; it blends insensibly with the fascia of the pelvis. If the iliac vessels be raised from their bed, the fascia will be seen descending into the thigh as low down as the profunda, and forming the back part of the sheath; and, to the inner side of these vessels, it will be found to be continuous with the pubic portion of the fascia lata. By rotating the thigh inwards and flexing it, the dissector will observe the relaxation produced in the different fasciæ, and the importance of attending to these motions of the limb in the attempt to reduce a hernia. The course of the crural nerve behind the iliac fascia and its consequent exclusion from the femoral sheath, precludes the possibility of including the nerve in the operation upon the external iliac artery.—Ed.

Difference of structure in the male and female.

The difference in the structure of these parts in the male and female, which chiefly conduces to the production of hernia, is well explained by Dr. Monro, Jun., in his "Observations on Crural Hernia." The oval space forming the orifice of the crural sheath is larger in women than in men. The distance from the spine of the ilium to the symphysis pubis is greater, and, consequently, the crural arch is wider. The third insertion of the external oblique muscle is not so deep in the male as in the female. The psoas and iliacus internus occupy less space in the female than in the male. I have generally found this disease in women who have a very large pelvis, in whom the ilium and pubes project more than usual.

Mode of Dissecting the Parts concerned in Inguinal and Femoral Hernia.

Having been in the practice of preparing anatomical views of these parts for the Author's lectures, and of demonstrating them to the pupils of the anatomical school, I have ventured to add to the preceding account of their structure, the following succinct description of the method I have usually adopted in displaying them. A regular mode of dissection is required, to develope this intricate structure, as the connexion of the different fasciæ cannot be clearly understood without some systematic arrangement: to the young anatomist it is indispensable, to render the subject at all intelligible; to the more experienced dissector it is not without its use, in clearing up those numerous, though perhaps unimportant, discrepancies of opinion on the subject, which, even in the present advanced state of anatomical science, exist among its professors. In justice also to our Author, whose descriptive anatomy is founded on the most elaborate dissection, it should be stated, that the correctness and consequent value of his labours can only be estimated by following him in the steps which first led him to adopt these views of the anatomy of hernia, and which even at present seem not to be understood to their full extent by the anatomists of the day.

The integuments are to be removed by making a direct incision from the superior spinous process of the ilium to the linea alba, and a perpendicular one from the symphysis pubis to meet the former; these will form a triangular flap, which is to be turned back as far as Poupart's ligament, to display the *superficial fascia:* in reflecting this fascia in a similar manner, it will be found to adhere loosely to the tendon of the external oblique, but firmly to the upper column of the ring and Poupart's ligament, from which latter it should not be detached; it may then be traced into the scrotum covering the cord, from which it may be separated by passing the finger down between them, and the fascia will appear as a bag surrounding the spermatic cord; the columns of the abdominal ring will not be distinct, until they are divested of a thin membrane sent down upon the cord from their edges, which appears polished like a serous membrane. The cord, being detached from the ring, will be seen taking its course into the scrotum over, or, in relaxed subjects, on the outer side of the spinous process of the pubes. The situation, direction, form, and structure of the abdominal ring will then be clearly viewed as described by the Author.

The tendon of the *external oblique* is next to be reflected, by an incision begun at the spine of the ilium, and carried towards the linea alba, the dissector taking care, when he reaches the linea semilunaris, not to divide the tendon of the internal oblique; and should he find these tendons blended before he reaches the linea alba, the incision should then be continued from the point of union to the symphysis pubis. The *internal oblique* muscle being thus exposed, its lower fibres are to be divested of their cellular membrane and fat, and by drawing them tense, the defined edge of its tendon will be seen passing into the body and spine of the pubes; the line of division should be traced between the internal oblique and cremaster muscles, and the former detached from Poupart's ligament and turned upwards; in separating it from the transversalis, it is generally impossible to avoid cutting some fibres of both, as the margins of the muscles are more or less blended, except towards the spine of the ilium, where a branch of the circumflex artery forms a division between them. Also in separating the internal oblique from the cremaster, a few muscular fibres must, in some subjects, be divided. The *transversalis* being laid bare, in the direction of its muscular fibres will be found to resemble the former muscle, while the tendon has quite a different attachment; by pulling the fibre a defined edge cannot be observed, as in the oblique, passing to the pubes; on the contrary, the lower part of the tendon, with occasionally a few muscular fibres, is seen passing down behind the cord towards the under margin of the crural arch, and firmly connected to the subjacent fascia; it is by the union of this tendon and fascia that a direct hernia is prevented taking place, and, when the abdomen is opened, by pushing the finger against the peritoneum at this part, it will be seen, that such a hernia will protrude before it the tendon of this muscle and the fascia, unless, which is sometimes the case, the fibres happen to give way, and allow the intestine and sac to pass between them.

The transversalis is to be reflected in the same manner as the internal oblique, which will expose the outer portion of the fascia transversalis, and shew the formation of the internal ring; but previously, the cremaster, which has hitherto been left attached to the cord, is to be separated from it by the handle of the knife, but is not to be detached from Poupart's ligament, from the central third of which it usually takes its origin. The cord, which is now exposed, is found connected on all sides by a very fine tela, which readily allows it to be raised from its bed, as far outwards as the internal ring, where it first makes its appearance in the inguinal canal. These connexions are to be separated; and, when the cord is raised, it will be found connected at the inner ring by a thin process to the fascia transversalis, from which it is to be separated by passing the handle of the knife under the outer margin of the ring, which is always evident, and which may be traced along the upper edge of Poupart's ligament as far as the pubes. Thus it will be seen, that *this outer portion of the fascia* arises from the whole of Poupart's ligament, broad on the outer side of the cord, but, as it passes below it, forming a falciform curvature, and ending in a narrow band at the pubes. The inner boundary of the ring is also to be separated from the cord by the handle of the knife, and will be found to pass backward towards the peritoneum, to which it has a firm attachment. If the finger be passed through the internal ring, the external iliac artery may be felt lying behind it, and it will be seen how greatly a knowledge of this aperture will facilitate the operation of tying this vessel. *The fascia forming the inner margin* of the opening has no immediate connexion with the outer portion, except above the cord; towards Poupart's ligament it is seen lying behind the cord, and forming the floor of the inguinal canal, and intimately or even inseparably connected with the tendon of the transversalis muscle, by which contrivance the fascia is rendered tense during the contraction of the muscle, and security afforded against a direct hernia; in tracing it towards Poupart's ligament, it will be found to pass behind the outer portion of the fascia, and to have so slight a connexion with the posterior edge of the crural arch, as readily to allow the handle of a knife to pass between them; its attachment to Gimbernat's ligament may also be now examined, from which it is to be separated by a careful dissection, in order to display the form and attachment of this insertion of the external oblique, and the attachment of the fascia to the pubes behind Gimbernat's ligament, the full extent, however, of which cannot at present be seen. The strength of this fascia will vary according to the strength of the transversalis tendon; when the latter is strong the former will be slight in texture, and *vice versa.* It may (but not at present) be traced behind the rectus, intervening between that muscle and the peritoneum, but at this part it becomes more cellular, and where the fascia transversalis ascends behind the transversalis muscle, it may be traced as high as the diaphragm. This part of the dissection displays an important structure in femoral hernia, viz., the commencement of the femoral sheath, which hereafter will be seen to be partly formed by the inner portion of the fascia transversalis, which, from its attachment to the pubes, passes down in a funnel form along the lunated edge of Gimbernat's ligament to form the anterior part of the sheath. The course of the epigastric artery, behind or sometimes between the layers of the inner portion of the fascia transversalis, is now to be ascertained, as also its direction behind the cord, and its approximation to the inner margin of the internal ring; this must be done without destroying the fascia, as the latter is materially concerned in the anatomy of *femoral hernia,* which may now be investigated.

The integuments are to be removed from the fore part of the thigh by continuing the incision downwards from the spine of the pubes for at least four inches, in a perpendicular direction, from the termination of which a second incision is to be carried across the fore part of the thigh, so as to allow a flap to be reflected outward. The superficial fascia will be found much stronger below Poupart's ligament than on the abdomen, and consisting of two indistinct layers including the superficial veins: before removing it, its attachment to Poupart's ligament must be particularly noticed; if the fascia which has been raised from the abdomen be extended, it will be found to send a process to Poupart's ligament, which has a very firm connexion with it. This process is somewhat polished, and, in a femoral hernia, yields and gives a distinct covering to the tumour: when divided from Poupart's ligament it will be seen to lie over a fossa, in which a femoral hernia is received. In removing the superficial fascia, care must be taken not to injure the sheath; to prevent which, the separation is best effected by finding the vena saphæna major, and dissecting the superficial fascia from the fascia lata, first on the inner side of the vein as high as the lower column of the ring, and continuing the dissection behind the sheath of the vessels till the fascia lata unites with the posterior part of the sheath; this will lay bare the lunated border of the fascia lata under the saphæna vein, and by following this border outwards the superficial fascia will be removed without destroying the falciform edge of Burns; this edge, like the outer margin of the internal abdominal ring, is indistinct till detached from the fore part of the sheath, to which it descends, it becomes more closely applied to the femoral vein and artery, giving it the appearance of a funnel, as is seen in the plate. It is at the upper and inner part of this funnel that the absorbent vessels enter the sheath giving it, as has been already remarked, a cribriform appearance; this part of the sheath is much looser in its texture than the portion investing the artery and vein, which is firm and unyielding. *Fig.* 3 *and* 4. *Plate II.*

Contents of the sheath.

If the sheath be opened the contents will be found separated by two membraneous septa, one passing between the artery and vein, and a second, equally distinct, between the vein and the absorbents; the septum is formed by a process from the fascia transversalis passing backward, to attach itself to the fascia iliaca. The contents of the sheath differ in their attachment to the bag; the artery and vein are seen completely filling up the space in the sheath which is allotted to them; while the absorbents are loosely connected by means of cellular membrane and fat, which, not affording sufficient resistance to the pressure of the abdominal viscera, occasionally allows the descent of a hernia. *Fig.* 9. *Plate II.* It is this opening* in the inner part of the sheath, occupied by the absorbent vessels and cellular membrane, to which the term *femoral aperture,* as allowing the descent of a hernia, should be strictly applied. This aperture is situated between the lunated edge of Gimbernat's ligament and the inner side of the femoral vein. When viewed from the abdomen, after the peritoneum is removed, it appears filled with cellular texture, which, being elastic, readily allows the finger to pass for an inch below the crural arch.† If the finger be pressed forwards against the arch, the posterior edge of the latter may be distinctly felt; and even when Poupart's ligament is cut away, a tendinous unyielding band will be felt on the fore part of the sheath, where the latter is united to Poupart's ligament. The opening which allows the passage of the iliac vessels under Poupart's ligament is necessarily large, and can only be seen by removing the whole of the vessels, together with their sheath. The opening then appears to be of an irregularly oval shape, extending from the outer edge of Gimbernat's ligament to the junction of the fascia iliaca with the crural arch, and is bounded behind by the os pubis and its ligament, and before by the posterior edge of the crural arch. Its figure and boundaries will be seen delineated in *Plate II.*

Femoral aperture.

Epigastric artery.

The epigastric artery, in its course to the rectus muscle, is distant from the femoral aperture, by which the absorbents enter, not more than three quarters of an inch. This vessel is subject to considerable variety in its origin; for, though it generally arises near the orifice of the sheath, it not unfrequently takes its origin an inch below its usual place; and, under this variety, approaches much nearer to the mouth of a hernial sac. When the thigh is extended, this vessel is drawn down into the sheath. The spermatic cord in the male, and the round ligament of the uterus in the female, entering the internal abdominal ring on the outer side of the epigastric artery, descend obliquely along the inguinal canal; in their course the cord is separated from the femoral aperture by the fascia transversalis, which lies immediately above that opening and the crural arch. The proximity of the cord to the mouth of a femoral hernial sac should be borne in mind.

Arteria circumflexa ilii.

The arteria circumflexa ilii arises from the external iliac artery, nearly opposite to, but a little below, the epigastric artery; and passing into a groove, formed by the common origin of the fascia iliaca and transversalis, it is continued towards the inner part of the superior spinous process of the ilium.

Vena saphena major.

The vena saphena major enters the crural sheath about an inch below the crural arch, and terminates on the inner side of the femoral vein.

---

* Scarpa, in his work already alluded to, differs from our Author in opinion regarding the opening by which a femoral hernia descends. After giving a correct account of our Author's anatomical views on the subject, he adds, "I am sorry that I cannot be of this opinion, and that I feel myself obliged to declare that, in my judgment, this eminent surgeon has comprised under the expression *sheath of the femoral vessels*, two parts distinct from each other: viz., the aponeurotic sheath of the vessels, properly so called, and the crural canal." The views of Professor Scarpa by no means accord with those entertained by Sir Astley Cooper, as will appear from the Professor's plate xi. fig. 3., in which he gives a view of the "Anello crurale spogliato della sottile membranella cribrosa che gli facea di coperchio." The membrane which is removed to produce this view, is not merely a cribriform membrane which covers the aperture, as described by the Professor, but is the strong tendinous attachment of the fascia transversalis to the pubes, where it begins to form the femoral sheath. It is probable, however, that the difference of opinion existing on this and other points of the anatomy of hernia, arises principally from the different mode of prosecuting the dissection. A correct idea of the sheath is only to be obtained, by first clearly dissecting the inner portion of the fascia transversalis and the tendon of the transversalis muscle, and detaching the former from Gimbernat's and Poupart's ligament.

Mr. Hey, whose authority must ever be quoted with respect, has described the covering given to a hernial sac by the femoral sheath, but has entirely omitted the intervention of the sheath between the neck of the sac and Gimbernat's ligament, as will appear from the following passage:—"The hernia in its descent passes through a foramen, formed on its inner side by Gimbernat's ligament, on its anterior part by that ligament and the fascia lata conjointly, and on its outer side by that portion of the sheath which immediately surrounds the femoral vein."—*Hey's Surgical Observations, p.* 147.

Mr. Lawrence gives the following account of this opening:—"A small space is left between the iliac vein and the thin border of the tendon, not closed towards the abdominal cavity, and, consequently, affording an opportunity for the occurrence of herniæ. The space in question is bounded above and in front by the crural arch, below and behind by the pubes, on the internal or mesial side by the border of the tendon, and on the outer or lateral aspect by the crural vein."

In every dissection which the Editor has made of this part, he has found, that after the crural arch and Gimbernat's ligament were entirely removed, the canal receiving a femoral hernia remained as perfect as when those tendons were entire; and if the finger be introduced into the aperture, it will be found, that an intestine cannot escape under the crural arch without entering the bag formed by the funnel-shaped portion of the femoral sheath.—Ed.

† To this cellular membrane Cloquet gives the appellation "septum crurale."—"L' orifice superieur du canal crural est fermé par une cloison membraneuse qui s'oppose á la formation de la hernie crurale, ainsi qu'a l' introduction du doigt, qu' on pousse de baut en bas, au dessous de l' arcade crurale."—Ed.

the outer portion under the vena saphæna major. The united portions then form the fascia lata, which extends down the thigh, to envelop the muscles and support them when in action. *Vide Fig. 3. Plate II.*

When this fascia is first laid bare, the outer portion appears to be turned in under the femoral artery and vein; but, on further dissection, is found to form a sharp crescentic edge, which has been well described by Mr. Allan Burns, and is called by him the *falciform process. Fig. 3. Plate II.* This falciform edge is connected to the fore part of the sheath containing the femoral vessels, and serves to strengthen it. It is seen covered by some tendinous fibres in the plates of the second part. When this fascia is dissected away, the muscles on each side are exposed, and the anterior crural nerve is laid bare; but the femoral artery and vein still remain enclosed in a sheath. The anterior part of this sheath appears at first sight to arise from the crural arch, but it may be readily detached from it by passing the finger behind the arch, where it will be found to be a continuation of the inner portion of the fascia transversalis.* In a former part of the description it appeared, that this fascia consisted of two portions; one, arising from the whole of the upper edge of the crural arch, ascends under the transversalis muscle, and forms the outer edge of the internal abdominal ring; while the inner portion, fixed by a firm attachment to the pubes, passes behind the tendon of the transversalis muscle, with which it is blended, and forms the floor of the inguinal canal. Through the inner side of the sheath next to the pubes, pass the femoral absorbent vessels into the abdomen; in the male subjects I have seen them enter the sheath in a cluster, through a single hole in this fascia; but in both sexes the fascia is generally rendered cribriform by these vessels passing through a variety of small openings; but, nevertheless, if the sheath be clearly dissected, and the finger thrust into it from the abdomen, the cellular membrane and absorbent vessels are protruded through one of these holes which is larger than the rest; some of the absorbents also pass between the artery and vein, and in some subjects even on the outer side of the artery, entering by two small openings in the anterior part of the sheath. *Plate II. Fig. 5, 4. Part 2nd.*

Fascia transversalis.

Of the Parts which shut the Abdomen from the Thigh.

When the peritoneum is dissected from the posterior surface of the abdominal muscles, from the symphysis pubis to the spinous process of the ilium, the space between these points of bone will be found to be occupied in the following manner:

From that part of the crural arch extending between the anterior superior spinous process of the ilium, to the outer edge of the external iliac artery, a strong fascia will be found to arise, extending upwards over the iliacus and psoas muscles; it may be traced inwards behind the femoral vessels, as far as the linea ilio pectinea, being attached at that line to the ligament of the pubes, and to the tendon of the psoas parvus, when that muscle is present. This fascia has been particularly described by Gimbernat, and should be called fascia iliaca. If the fascia iliaca be carefully traced, it will be found to arise from the outer half of the crural arch, in conjunction with the outer portion of the fascia transversalis, the latter ascending before the peritoneum, while the former passes up behind that membrane; they unite at the outer side of the transversalis muscle, and appear as one continuous production. By the union of these two fasciæ at Poupart's ligament, and their separation to inclose the viscera, the contents of the abdomen are thus received into a blind funnel,† and are prevented descending on the outer side of the iliac vessels. If the latter vessels be raised, the fascia iliaca will be seen descending behind them, as far down the thigh as the origin of the arteria profunda, thus forming the posterior part of the sheath. *Plate II. Fig. 1, 2.*

Fascia iliaca.

Thus a sheath is formed, enveloping the femoral artery, vein, and absorbent vessels, anteriorly by the descent of the fascia transversalis, posteriorly by a similar process from the fascia iliaca; and by the union of these at the inner and back part of the sheath the bag is rendered complete. At the upper part the sheath is broad, but as it

Femoral sheath.

---

* This inner portion arising from the pubes and linea ilio pectinea, instead of terminating, like the outer layer, at Poupart's ligament, winds in a semilunar direction along the outer edge of Gimbernat's ligament, from which it may be readily detached, and descending behind the crural arch passes over the femoral vessels, and thus forms the anterior part of the sheath.

It is singular that Cloquet, who has described the fascia transversalis as sending a process along Gimbernat's ligament, should not have been aware of its descent under the crural arch; speaking of Gimbernat's ligament, he says, (p. 60) " This ligament is formed in the generality of subjects of two very distinct layers, which are readily detached from one another above, but are united more closely below, to be inserted together into the crest of the pubes. Of these two layers, one is posterior and deeply seated, and is continuous with the fascia transversalis and the tendon of the rectus muscle; the other is anterior and superficial, and is blended with the inferior pillar of the ring." In the former layer will be recognized a correct anatomical description of the origin of the sheath as given by our Author, while the latter will be known as Gimbernat's ligament, properly so called.—*p.* 60. *Op. Cit.*—Ed.

† Speaking of the fascia iliaca, Cloquet says, " En se continuant avec le fascia transversalis, cette aponeurose represente ure sorte de cul de sac fibreux, qui remplit l'angle rentrant fermé par le muscle iliaque et le paroi anterieure de l' abdomen, et qui s' oppose tres puissamment au passage des viscéres abdominaux au dessous de la partie externe de l' arcade crurale. Quand on a detruit ces deux aponeuroses, le peritoine se laisse pousser tres facilement par le doigt entre l' arcade crurale et le muscle iliaque."—Ed.

it enters the sheath of the latter muscle, and ascends to inosculate with the internal mammary artery. In its course it distributes a branch to the cremaster, which descends on the cord, and also several to the abdominal muscles; it is also generally accompanied by two veins. Where the epigastric artery is crossed by the cord, it is distant about three inches from the symphysis pubis on one side, and from the superior spinous process of the ilium on the other.

Structure of the Parts concerned in Femoral Hernia.

In order to understand the parts directly and indirectly concerned in this intricate part of anatomy, and to comprehend the means that nature has adopted to give security to the contents of the abdomen at the upper part of the thigh, it will be necessary to describe the anatomy of the bones, and of the different fasciæ, which are formed at the groin.

Bones.

The distance between the symphysis pubis and the anterior superior spinous process of the ilium, is from five and a half to six inches, and if a line be drawn from one of these points to the other, the space beneath it will be bounded for half its length by the body of the pubes, and half by the ilium. About an inch and a quarter from the symphysis pubis (in the dried bone), upon its anterior and upper part, is situated the tuberosity of the pubes, or, as it as been improperly called, its spinous process. From this process a line is seen to extend obliquely backward and outwards along the upper part of the pubes, as far as its junction with the ilium; this line is called the linea ilio-pectinea, and assists in forming the brim of the pelvis.

About an inch and a quarter on the outer side of the tuberosity of the pubes, is a natural depression on the upper part of the bone, formed for the lodgement of the femoral artery, vein, and absorbents, which, upon its outer side, is bounded by a projection, marking the junction of the os pubis and ilium, and extending over the acetabulum.

On examining that part of the ilium which forms the outer boundary of the space mentioned above, it will be found, that two inches below the anterior superior spinous process, is situated another similar projection, called the anterior inferior spinous; and, that between the two, is a depression about an inch and a quarter in extent; immediately below the latter process is the acetabulum, and an inch anterior to it, is a flat surface extending to the os pubis.

It will be seen on dissecting the soft parts that fill up the space between the ilium and pubes, that they are wonderfully and beautifully adapted to the purpose for which they are designed; but it must be acknowledged, that their intricate connections render them of all parts in anatomy the most difficult to investigate, and to describe with perspicuity.

Ligament of the pubes.

The os pubis is covered by a ligamentous expansion, which forms a remarkably strong production above the linea ilio-pectinea, extending from the tuberosity of the pubes outwards, and projecting from the bone over that line. To this ligament the third insertion of the external oblique muscle, or, as it is commonly called, Gimbernat's ligament, is attached. To obtain a clear view of it in dissection, the fascia covering the pectineus muscle, together with the muscle itself, must be cut away.

Superficial fascia.

The superficial fascia, which, in the anatomy of inguinal hernia, was described as covering the external oblique tendon, and descending into the scrotum over the cord, is found to have a very firm attachment to the lower edge of the crural arch; from thence it descends upon the absorbent glands of the groin, where it has been said to terminate; but erroneously, as it passes down upon the thigh, giving a covering to the absorbent vessels and superficial veins. The strongest fibres of this fascia are transverse; and though in its natural state it may readily escape the attention of the anatomist, yet, when it has been long pressed upon by a hernial tumour, particularly in a subject loaded with fat, it acquires considerable density. The covering which this gives to the femoral hernial sac, with the attachment it has to the edge of the crural arch, will be seen in the plates of the second part.

Fascia lata.

In a former part of the anatomical description it was mentioned, that Poupart's ligament gave origin to three fasciæ; one of the three which descends upon the thigh, and possesses great strength, is called *fascia lata femoris*. It may be said to have two distinct origins or attachments. The outer part, which is the stronger, arises from the whole of the lower edge of the crural arch, crossing the femoral artery and vein, the psoas and iliacus muscles, and the anterior crural nerve. The inner portion arises from the os pubis and the ligament of the pubes at the insertion of Gimbernat's ligament, extends over the pectineus and triceps muscles, and unites with

Artery. The spermatic artery on each side is derived from the fore part of the aorta, below the origin of the emulgent arteries. It passes down behind the peritoneum over the psoas muscle, and, crossing the ureter, arrives at the internal ring, where it forms part of the spermatic cord.

Vein. The spermatic vein on each side arising from the testis, enters the abdomen with the cord, and accompanies the artery to the middle of the abdomen, where they separate; the right vein terminating in the inferior cava, the left joining with the left emulgent vein.

Vas deferens. The vas deferens commences from the under and back part of the eppididymis, forming with the latter the excretory duct of the testis; it accompanies the cord to the internal ring, and there leaving the spermatic vessels, descends over the brim of the pelvis by the side of the bladder to its ultimate destination in the urethra. The duct is frequently accompanied by a small artery derived from a branch of the internal iliac.

Tunica vaginalis. These vessels, together with the accompanying nerves and absorbents, receive a double covering of peritoneum, which is derived from the part at which they quit the abdomen, and closely unites them together. This covering is called the tunica vaginalis of the spermatic cord. About an inch above the testis, the two layers separate to form a serous bag, which invests the gland anteriorly, and gives freedom to its motion. This bag is called the tunica vaginalis testis.

Cremaster. Between the upper and lower rings the cord receives the cremaster* muscle. It arises, under the tendon of the external oblique muscle, from the edges of the internal oblique and transversalis, descends into the scrotum upon the surface of the cord, and is attached to the tunica vaginalis reflexa of the testicle. This muscle is usually accompanied in its descent into the scrotum by a branch from the epigastric artery.

It appears, therefore, that the portion of the cord between the testis and the external ring is covered by a double peritoneal coat, formed by the tunica vaginalis, next by the cremaster muscle, and lastly by a layer of fascia sent from the tendon of the external oblique; that portion included between the two abdominal rings is also covered by the cremaster and tunica vaginalis; but, besides the fascia of the external oblique, it receives an additional covering from the tendon of the muscle. Within the cavity of the abdomen the spermatic vessels receive no other covering but that which is derived from the peritoneum.†

Inguinal canal. The space which the cord occupies between the external and internal abdominal rings is now called the inguinal canal. It is formed by the following parts: the posterior boundary is formed by the union of the tendon of the transversalis muscle and fascia transversalis. Below, the canal is completed by the crural arch, and anteriorly it is bounded by the tendon of the external oblique.‡ This canal seems to answer the purpose of preventing the ready protrusion of the abdominal contents; for, had the cord emerged from the abdomen immediately behind the external ring, few persons in the habit of much bodily exertion would be free from hernia; whereas, when the abdominal muscles are in action, the tendon and fascia behind the cord being pressed forward by the viscera, perform the part of a valve, and more completely shut up the passage against the descent of the viscera.

Epigastric artery. The epigastric artery is situated so near to the spermatic cord, and is so much concerned in the operation for hernia, that a most accurate knowledge of its course is absolutely requisite. This vessel arises from the external iliac artery behind Poupart's ligament, and, after a slight inclination downwards, passes upwards and inwards. At its commencement it is situated behind the fascia transversalis, and runs along the inner edge of the internal ring, where the spermatic cord crosses it nearly at right angles; taking its course behind the edge of the rectus,

---

* The origin of the cremaster has been variously described by authors; but later descriptions have added little to that given by Winslow:—"It arises partly from the ligamentum fallopii, and partly from the lower edge of the internal oblique muscle of the abdomen; and, on this account, it seems sometimes to arise from the spine of the os ilium; and it is probable that the musculus transversalis likewise contributes something to its formation."—*p.* 192. To the above remark, Cloquet affords an exception; his description of the cremaster differs from that of preceding anatomists, and appears to be correct, not only as being the result of elaborate dissection, but also as affording a probable explanation of the manner in which the cremaster is formed:—"Prior to the descent of the testis, the gubernaculum occupies the inguinal canal; and the lower fibres of the internal oblique, which appear relaxed, adhere to it as they pass to the pubes; as the testis descends, the fibres are necessarily drawn down into the scrotum, and thus form arches or loops, with their convexity downwards; and, in dissecting the cremaster of the adult, the fibres are found to arise from the lower edge of the internal oblique, to pass down on the outer side of the cord, and, having formed an arch on the fore part of the tunica vaginalis, to ascend on the inner side of the cord, and to be inserted into the pubes behind the lower pillar of the ring."—*p.* 15. *Op. Cit.*—Ed.

† A process from the inner margin of the internal ring may be traced upon the spermatic artery and vein for some distance in the abdomen, resembling the thin fascia sent by the outer margin along the cord within the canal.—Ed.

‡ The obliquity in the passage of the spermatic cord, previously to its emerging at the external ring, was known to Albinus, Camper, Cline, and to most anatomists who had paid any attention to the anatomy of hernia; but the cause of this oblique course was unknown to them, until shewn and explained by the Author. It was the proximity of the cord to the crural arch which more particularly engrossed their attention, on account of the danger of wounding it in the division of Poupart's ligament in the operation for strangulated femoral hernia. Thus, Benjamin Bell says, "The spermatic vessels, as they go along to pass out at the opening in the external oblique muscle, run nearly on the very edge or border of Poupart's ligament almost through its whole length.—*Vol. I. p.* 347.

Gimbernat also mentions the passage of the cord, in a canal on the upper edge of Poupart's ligament.—*p.* 32.—Ed.

been no other defence to the lower part of the abdomen, than what is afforded by this arch, few persons would be exempt from herniæ; but this part is fortified by other means.

Three distinct fasciæ are connected with the crural arch, two of which pass upward to assist in supporting the abdominal viscera; and one descends upon the muscles of the lower extremity, known as the fascia lata femoris. One of these only will at present be considered.

Fascia transversalis.

When the lower portions of the internal oblique and transversalis muscles are raised from their subjacent attachments, a layer of fascia is found to be interposed between them and the peritoneum, through which the spermatic vessels emerge from the abdomen. This fascia, which I have ventured to name *fascia transversalis*,* varies in density, being strong and unyielding towards the ilium, but weak and more cellular towards the pubes. Midway between the spine of the ilium and pubes, the opening will be seen, which is now generally known as the internal abdominal ring; the edges of it are indistinct on account of its cellular connexions with the cord; when these are separated, the fascia in which it is formed will be found to consist of two portions; the outer strong layer, connected to Poupart's ligament, winds in a semilunar form around the outer side of the cord, and bounds the aperture by a distinct margin, from which a thin process may be traced passing down upon the cord. The inner portion, which is found behind the cord, is attached to, but less strongly connected with the inner half of the crural arch, and may be readily separated from it by passing the handle of a knife between it and the arch. It ascends behind the tendon of the transversalis, with which it is intimately blended, passes around the inner side of the cord, and joins with the outer portion of the fascia above the cord, being at length firmly fixed in the pubes; the inner margin of the ring is less defined than the outer, the fascia transversalis being doubled inwards towards the peritoneum, to which it is firmly attached. Thus, then, it appears, that the *internal ring* is not a circumscribed aperture like the external abdominal ring, but is formed by the separation of two portions of fasciæ, which have different attachments and distributions at the crural arch; the outer portion terminating in Poupart's ligament, while the inner portion will be found to descend behind it, to form the anterior part of the sheath that envelopes the femoral vessels. The strength of this fascia varies in different subjects; but in all cases of inguinal hernia it acquires considerable strength and thickness, especially at its inner edge; and if these parts had been formed without such a provision, the bowels would, in the erect posture, be always capable of passing under the edge of the transversalis muscle, and no person would be free from inguinal hernia. *Vide Plate.*

Internal abdominal ring.

The fascia transversalis† may be traced as high as the diaphragm; and on the inner side it passes behind the rectus muscle, where it begins to assume the character of cellular tissue.

Spermatic cord.

Through the two openings which I have described, the spermatic cord passes down to the testicle. The cord is composed of arteries, veins, nerves, absorbents, an excretory duct called the vas deferens, a membranous sheath, and the cremaster muscle.

---

*I discovered this structure in the following manner: Having frequently heard Mr. Cline describe the oblique course of the spermatic cord on the outer side of the epigastric artery, I was led to examine into the cause of this obliquity, and to ascertain what parts closed the external abdominal ring. I found the tendon of the internal oblique attached to the pubes behind the ring, and, contrary to the description of Innes, the transversalis tendon also inserted into the pubes. Raising the internal oblique and transversalis muscles to examine the peritoneum, I was surprised to find a structure between them and the peritoneum, and an opening in it giving passage to the spermatic cord, which adhered to the edge of the aperture by a thin membrane.—A. C.

Hesselbach, who published on the subject in 1806, two years after our Author, has noticed this fascia under the name of the "internal inguinal ligament."—" Parti parietis abdominis antici inferiori in regione inguinis internâ sub tela cellulosa tenuis, sed firma, semipellucida, maximeque elastica incumbit membrana. Quæ a superiori horizontalis rami ossis pubis margine proxime pone breves fibras externas ligamenti inguinalis externi transparentes, neque minus pone teneros oblique introrsum descendentes fasciculos musculi obliqui abdominis interni tendinosos provenit. Hi quidem fasciculi, uti supra memoratum est, planum annuli inguinalis antici crurale constituunt." He adds, " Huic membranæ ligamenti inguinalis interni nomen tribuo."

Scarpa, mentions it as " Una tela sottile, in parte aponeurotica, in parte membranosa, alla quale Astley Cooper ha dato il nome di fascia transversalis." This author, however, as far as I can judge by the following passage, seems to think that this name is applied only to the outer portion of the fascia; for, after describing it as intended to supply the deficiency of the internal oblique and transverse muscles near Poupart's ligament, he adds, " Nella sede la piu debole della regione inguinale, cioe dall' arcata femorale al pube, la natura ha aggiunto alla tela transversale un altra tela veramente aponeurotica di figura triangolare, la quale si spiaci dal lato esterno del tendine del muscolo retto dell' addome è si impianta in quel tratto del ligamento fallopiano ovè e pressimo ad inserirsi nel pube" It appears evident that this weak part of the inguinal region can mean no other than the part where direct inguinal hernia protrudes, to strengthen which, this triangular portion of membrane is attached to Poupart's ligament. By reference to the plates of the second part of this work, it will be seen that this structure is described as a part of the same fascia, and effecting the purpose which Scarpa attributes to this triangular membrane; hence it appears that the " tela veramente aponeurotica" is the inner portion of fascia transversalis receiving a reinforcement of fibres from the tendon of the transversalis muscle.—Ed.

† Cloquet, who from his numerous and careful dissections is entitled to the consideration of anatomists, has bestowed great attention on the connexions of this fascia, which he justly observes, " Joue un role tres important dans l' histoire des hernies inguinales, tant internes qu' externes. Superieurement cette aponeurose que j' appellerai fascia transversalis, d'aprés M. Ast. Cooper, qui en a parlé le primier, se perd insensiblement en se confondant avec le tissu cellulaire qui couvre la face interne du muscle transverse, et se prolonge jusqu á la face inférieure du diaphragme."—*p.* 25. The internal ring, he observes (p. 26.) is not to be considered as a simple aperture, but rather as the wide entrance of a funnel-shaped canal, which receives the spermatic vessels, and is continued upon them in the form of a sheath, accompanying them through the inguinal canal to the upper part of the testis. He describes the inner margin of the internal ring as being stronger than the outer, which has probably arisen from his considering the tendon of the transversalis muscle as part of the fascia. His description of this structure accords on the whole with that of our Author, although he had been unable to procure a copy of this work, and was obliged to trust to the necessarily imperfect extracts contained in other works upon the subject.—Ed.

additional bands passing between the edges of the columns. The direction of these fibres is at right angles with those of the tendon of the external oblique.

The direction of the abdominal rings is obliquely upward and outward; for, although they have received the Direction. appellation of rings, they are far from being annular in their figure, but approach rather to the triangular form; their longest diameter, which is that from the pubes to the transverse fibres, is about an inch; while their transverse breadth from one column to the other is only half an inch: the centre of the aperture is one inch and a quarter from the symphysis pubis.

A dense cellular fascia is found under the integuments, covering the tendon of the external oblique muscle; it Superficial fascia. adheres to the edge of the abdominal ring, and accompanies the spermatic cord* in its descent into the scrotum, with which latter it is closely connected; it also descends upon the thigh; and, to distinguish it from other structures, I shall call it superficial fascia. It gives a covering to both inguinal and femoral herniæ.

The direct passage of the spermatic cord into the cavity of the abdomen is prevented by tendons and a fascia, which are probably intended as a guard against protrusion of the contents of the belly. The tendons that close the opening, are those of the internal oblique and transversalis muscles.† No opening behind the ring.

Behind the tendon of the external oblique, the lower fibres of the obliquus internus take their course; those Internal oblique. from the spine of the ilium horizontally towards the linea semilunaris and alba, while those which arise from the outer half of Poupart's ligament are passing obliquely towards the pubes. The lower fibres, after passing over the spermatic cord, terminate in a tendon, which is inserted into the symphysis pubis. If the finger be passed through the ring, this tendon may be felt immediately above it, and towards its inner side.

The lower portion of the transversalis runs nearly parallel to the former, but arises only from one third of Poupart's ligament; passing underneath, and concealed by the internal oblique, the fibres also cross the spermatic cord, and end in a tendon, which is connected with that of the latter muscle, and is inserted into the linea alba and pubes. But the tendon of the transversalis descends much lower than that of the internal oblique; and Transversalis. towards the pubes and Gimbernat's ligament, forms a semilunar expansion, which is connected with a fascia presently to be described;‡ it is more particularly by the union of these that the abdominal ring is closed behind. *See Plate II. Part 2nd.*

The foregoing description will shew that there is no natural aperture into the abdomen behind the ring; and therefore the opening, by which the spermatic vessels quit the abdomen, must be sought for elsewhere. It will be found one inch and a half above, and to the outer side of the abdominal ring, in a line passing from the ring to the superior spinous process of the ilium. This line marks the course of the spermatic cord; and the opening, which allows its immediate exit from the abdomen, is formed in a fascia, to understand the nature of which, Poupart's ligament and its fasciæ must be more particularly described.

Poupart's ligament, or, as it is now commonly called, the crural arch, is a rounded band of tendon connected to the superior spinous process of the ilium, whence it passes down in a vaulted form over the femoral vessels, and terminates at the pubes on the inner side of these vessels in a semicircular sweep, from whence proceeds a triangular portion connected with the spine of the pubes and continued inwards to the crista of the bone. Its insertion is best seen, as well as the parts hereafter described, by dissecting them as in plate first. If there had

---

* In the dissection of the superficial fascia, it will be found to have but a very slight connexion with the spermatic cord; from which it may be readily separated by passing the finger between them. When the fascia is raised, a layer of fine polished reticular membrane is seen covering the cremaster muscle, and reaching as low as the testicle, which serves as it were to insulate the cord from the surrounding parts, and thus to facilitate its motion; it is between this fine tela and the superficial fascia, that air readily finds a passage, when thrown in at the external ring. This delicate membrane prevents any communication between the vessels of the cord and scrotum, except at the lower part of the testicle, where the remains of the gubernaculum render the connexion between the testis and scrotum more firm.—Ed.

† To shew the idea which was generally entertained respecting the structure behind the abdominal ring, I shall quote a passage from Richter, also quoted by Mr. Lawrence. —" Derriere cette fente uniquement remplie par du tissu cellulaire et par les parties mentionnes, est placé le peritoine, qui n'est recouvert par aucun muscle, et qui doit non seulement resister à la force distendante, mais encore au poids des visceres de l' abdomen."—Ed.

‡ The descent of the tendon of the transversalis muscle upon the fascia transversalis is not noticed by the latest authors on this subject, which is the more surprising on two accounts,—first, as without such a defence to the ring, the occurrence of direct hernia would be very frequent, for the fascia transversalis alone would hardly be capable of resisting the pressure of the viscera; secondly, the stricture of an oblique inguinal sac is not unfrequently caused by the curvature of this tendon. The union of the tendon of the muscle, with the fascia transversalis, not only strengthens the latter by an addition of fibres, but by the action of the muscle the fascia is rendered tense behind the external abdominal ring.—*Plate II. Fig. 5. Part 2nd.*

Winslow mentions the insertion of the tendon into the pubes, which alone would be insufficient to prevent an intestine protruding the fascia transversalis directly through the ring.—*Winslow's Anatomy.* p. 169.

Mr. Lawrence says, " The lower margin of these two muscles (the obliquus internus and transversus), which arise from the upper half of Poupart's ligament, is found behind and within the outer pillar of the abdominal ring, and is fixed into the pubes behind the ring."—*Treatise on Ruptures.* p. 160. *3rd. Edt.*

Scarpa describes it as follows: " L' Aponeurosi del trasverso surmonta il muscolo retto per inserirsi nella linea bianca, et piu in basso che l' anello inguinale si pianta nel pube, dietro l' enserzione dell' aponeurosi dell' obliquo interno."— *Sull' Ernie Memorie.* p. 5. *Edis. Sec.*

Cloquet, in his description of the transversalis muscle, makes no mention of this attachment of the tendon.—*Recherches Anatomiques sur les Hernies.* p. 22.—Ed.

were included in a process of peritoneum. The hernia congenita has not a peritoneal covering distinct from the tunica vaginalis testis, except in a very uncommon variety of the disease. The hernia cystica is described as being equally destitute of this membranous coat; but this is only true in the commencement of the disease.

Dr. Marshall has a preparation of umbilical hernia in which no sac appears, but the protruded parts lie in direct contact with the skin. This variety is very rare; but the possibility of such an occurrence should be known, as in performing the operation for hernia extreme care should on this account be taken, to avoid wounding any of the protruded viscera.

CHAPTER II.

*Anatomy of the Parts concerned in Inguinal and Femoral Hernia.**

FIVE pairs of muscles with their tendons form the principal covering of the abdomen. These are, on each side, the obliquus externus, the obliquus internus, the transversalis, the rectus, and the pyramidalis. The three first of these only, however, are concerned in the production and course of the two kinds of herniæ in question.

External oblique.

The external oblique muscles, arising from the eight inferior ribs on each side, slope with an easy descent towards the lower part of the abdomen, and end in an expanded tendon, which covers the whole of the hypogastric and part of the umbilical regions.

This tendinous expansion is provided in man to defend him from the accidents to which his erect attitude would naturally subject him. In quadrupeds, to whom the horizontal position is natural, the weight and pressure of the viscera are diffused over the whole of the abdominal parietes; but in the human subject, when the abdominal muscles and diaphragm are combining their powerful efforts to fix the ribs, to enable the muscles of the upper extremity to act to the greatest advantage, the viscera being forced towards the lower part of the belly, muscular fibre would prove but a feeble barrier, and herniæ would probably be the invariable consequence of muscular exertion. This tendon rarely allows an intestine to escape between its fibres; strengthened by an interlacement of texture, it supports the weight of pregnancy and of dropsical accumulations, resists the pressure arising from excessive obesity and from muscular contraction, and would altogether have exempted man from the occurrence of inguinal rupture, were it not for the existence of two openings in it about to be described.

Abdominal ring.

In the lower part of the tendon of each muscle, a little above and to the outer side of the symphysis pubis, is an opening called the abdominal ring, formed for the passage of the spermatic cord to the testicle in the male, and the round ligament of the uterus in the female. The following is the mode in which these openings are produced.

The tendon of the external oblique, as it proceeds towards the pubes, splits into two columns, leaving a space for the passage of the spermatic cord: the upper broad column is attached to the symphysis pubis, and crosses its fellow on the opposite side; the lower rounded column, after being doubled under the spermatic cord, is fixed to the process of the pubes, called its spinous process, which may be felt in the living subject; from the under edge of this column, a process of tendon is sent obliquely backwards to the crest of the pubes. Thus it appears that the lower part of the tendon of each muscle has three insertions into the os pubis. First, into the symphysis, by means of the upper column of the ring: secondly, into the spinous process, by the inferior column: and, thirdly, into the crista, or linea ilio-pectinea, by means of a process of tendon called Gimbernat's ligament. *Vide Plate I. and II.*

These columns are united, at the point where they begin to diverge, by cross tendinous fibres, which may be traced from the anterior superior spinous process of the ilium, and from the lower boundary of the tendon called Poupart's ligament. These fibres cross from one pillar to the other, and bind them firmly together, assisted by

* In the former edition of this work the anatomy of these parts was given separately, the former being described in the first, the latter in the second part. This arrangement was consistent with the plan of the original edition, as the two parts were not given to the public together; but as the same structures are concerned in the production of both kinds of hernia, a division of the subject destroys the natural connexion, and renders the description less intelligible. I have, therefore, by permission of the Author, united the anatomical descriptions, and given them both in the first part of the work.—ED.

付録3　Cooper AP：The Anatomy and Surgical Treatment of Abdominal Hernia. pp.4-12, 1827

	Inches
Symphysis pubis to the inner edge of the internal abdominal ring	3
.... to the middle of the iliac artery	$3\frac{1}{8}$
.... to the middle of the iliac vein	$2\frac{5}{8}$
.... to the origin of the epigastric artery	3
.... to the course of the epigastric artery on the inner side of the internal abdominal ring	$2\frac{3}{4}$
.... to the middle of the lunated edge of the fascia lata	$3\frac{3}{4}$
Anterior edge of the crural arch to the saphena major vein	1
Symphysis pubis to the middle of the crural ring	$2\frac{1}{4}$

FEMALE.

Symphysis pubis to the anterior superior spinous process of the ilium	6
.... to the tuberosity of the pubis	$1\frac{3}{8}$
.... to the inner margin of the external abdominal ring	1
.... to the inner edge of the internal abdominal ring	$3\frac{1}{4}$
.... to the middle of the iliac artery	$3\frac{3}{8}$
.... to the middle of the iliac vein	$2\frac{3}{4}$
.... to the origin of the epigastric artery	$3\frac{1}{4}$
.... to the course of the epigastric artery on the inner side of the internal abdominal ring	$2\frac{7}{8}$
.... to the middle of the lunated edge of the fascia lata	$2\frac{3}{4}$
Anterior edge of the crural arch to the saphena major vein	$1\frac{1}{4}$
Symphysis pubis to the middle of the crural ring	$2\frac{3}{8}$

to the posterior part of the transversalis muscle on the outer side of the spermatic cord, where that cord first quits the abdomen: the inner portion is thinner than the former, but is strengthened in its fore part by the tendon of the transversalis muscle; it is also slightly attached to the crural arch, but is more firmly fixed to the ligament of the pubis, and is extended over the pubis into the cavity of the pelvis; it rises to the tendon of the transversalis muscle on the inner side of the spermatic cord, and is firmly attached to the linea semilunaris.

This anterior fascia, which is described in the first part of this work, should be called the *fascia transversalis*; it lines the posterior part of that muscle, and there prevents the viscera from descending between the fibres of the abdominal muscles, but leaves an opening for the passage of the spermatic cord and round ligament, which I have ventured to name the *internal abdominal ring*. This fascia sends a process before the external iliac artery and vein, and another between them, which unites with one passing from the fascia iliaca, and these vessels are thus united to the crural arch. A process of fascia extends from the inner side of the vein to the ligament of the pubis, in which there is an aperture for the passage of the absorbent vessels.

Crural sheath.

Each of these fasciæ sends down a portion of its substance under the crural arch, to form the crural sheath for the artery and vein. The fascia iliaca sends the posterior part, the fascia transversalis the anterior, and by the union of these on each side the lateral portions of the sheath are produced.

Contents of the sheath.

The crural sheath contains, when examined from the abdomen, the crural artery, which is situated on the outer side of the sheath, the crural vein, which is placed in the centre, and the absorbent vessels, which are found principally on the inner side of the vein, where they enter an absorbent gland; but some absorbents enter the abdomen between the artery and vein. The fascia which is united to the iliac artery and vein is firm and resisting; but that which invests the absorbent vessels and lines the crural ring is of looser texture.

Crural ring.

The space called the crural ring is situated between the crural vein, which forms its outer part, and the crescent-shaped edge of the insertion of the external oblique muscle into the ligament of the pubis, anteriorly by the inner edge of the crural arch, and posteriorly by the pubis and the ligament which covers it. It is lined by the fasciæ which form the sheath, and unless the fascia transversalis, and the internal oblique and transversalis muscles are removed, the insertions of the external oblique are not seen. When that fascia is detached from the posterior edge of the crural arch, an oval space appears, which contains the crural artery, vein, and an absorbent gland, and which extends from the edge of the third insertion of the external oblique muscle into the pubis to the junction of the fascia iliaca with the posterior edge of the crural arch.

If the finger is pressed upon the crural ring, it may be passed from half to three quarters of an inch towards the thigh within the sheath. But there is no other aperture at this part if the sheath remains, except the minute cribriform holes for the absorbent vessels, or a single one if they enter in a cluster. When the finger is thrust down through the crural space, the lunated or semilunar edge of the fascia lata may be distinctly felt.

There is a depression at the junction of the two internal fasciæ, which tends towards the crural ring, and there is a similar depression and tendency from the crest of the pubis to the same part.

Difference of structure in the male and female.

The difference in the structure of these parts in the male and female, which chiefly conduces to the production of crural hernia, is well explained by Dr. Monro, Jun. in his Observations on Crural Hernia. The oval space forming the orifice of the crural sheath is larger in women than in men. The distance from the spine of the ilium to the symphisis pubis is greater, and consequently the crural arch is longer. The third insertion of the external oblique muscle is not so deep in the male as in the female. The psoas and iliacus internus muscles occupy less space in the female than in the male. I have generally found this disease in women who have a very large pelvis, in whom the ilia and pubes project more than usual.

Measurement.

The following measurement of the parts I have described was made from subjects which appeared to be well formed, and although the precise distance will vary according to the size of the person, the relative proportion of the parts will be still preserved.

MALE.

	Inches.
Symphisis pubis to the anterior spinous process of the ilium	$5\frac{3}{4}$
.... to the tuberosity of the pubis	$1\frac{3}{8}$
.... to the inner margin of the external abdominal ring	$0\frac{7}{8}$

and dividing into two portions; one, ascending to the transversalis muscle, the other, descending to form the crural sheath. The anterior part of the sheath in which the crural vessels are contained, is joined to the fascia transversalis, and when it is removed the crural artery and vein are laid bare. Crural arch.

These fascia and the crural arch are rendered extremely tense by extending the thigh, and are much relaxed by bending it, and by throwing the knee inwards.

Through the inner side of the crural sheath next to the pubis, pass the crural absorbent vessels into the abdomen. In the male subject I have seen them enter the sheath in a cluster, through a single hole in this fascia; but in both male and female the fascia is generally cribriform, and these vessels pass through a variety of openings but still if the sheath is cleanly dissected, and the finger thrust into it from the abdomen, the cellular membrane and absorbent vessels are pushed out through one of these holes which is larger than the rest. Some of the absorbent vessels also pass between the artery and the vein, and on the outer side of the artery, entering by two small holes in the anterior part of the sheath. See Plate I. Absorbent vessels.

When the sheath is cut open the crural artery and vein are exposed. These vessels pass down within the sheath for about two inches, after which they carry with them a closely investing fascia, derived from the fascia lata, which accompanies them in their course down the thigh. The sheath is therefore formed like a funnel; it is large above, but contracted around the artery and vein below. The crural artery is situated on the outer side of the vein: its distance from the symphisis pubis is about three inches. Contents of the sheath. Crural artery and vein.

The epigastric artery arises from the anterior part of the external iliac artery, where it terminates in the crural, and passing inwards is continued obliquely upwards to the rectus muscle. In its course inwards, it approaches to from half to three quarters of an inch of the aperture by which the crural absorbent vessels enter the abdomen. This vessel is subject to some variety in its origin; for although it generally arises at the mouth of the sheath, yet I have seen it arise an inch below its usual place; and when its origin is lower than usual, it passes proportionally nearer to the crural hernial sac. It is always accompanied by one, and often by two veins. This vessel is drawn down into the sheath by extending the thigh. Epigastric artery.

The spermatic cord in the male, and round ligament of the uterus in the female, enter the internal abdominal ring from a quarter to half an inch to the outer side of the epigastric artery, and descend to the external ring through the inguinal canal. In this course they become placed before the epigastric artery, behind the tendon of the external oblique muscle, and just above the crural arch. Spermatic cord and round ligament.

The arteria circumflexa arises from the external iliac artery, nearly opposite, but a little below the epigastric artery, and passing into a small space situated at the junction of the fascia iliaca and fascia transversalis, it is continued towards the inner part of the superior spinous process of the ilium. Arteria circumflexa ilii.

The vena saphena major enters the crural sheath about an inch below the crural arch, and terminates on the inner side of the femoral vein. Saphena major.

Of the Parts which shut the Abdomen from the Thigh.

When the peritoneum is dissected off the inner side of the abdominal muscles from the symphysis pubis to the anterior superior spinous process of the ilium, the distance, which is usually from five and a half to six inches, will be found to be occupied in the following manner.

From the spinous process of the ilium to the external iliac artery, a fascia is attached to the posterior edge of the crural arch, and extends from thence over the iliacus and psoas muscles. It is fixed in the inner labium of the crista of the ilium, and a process from it extends behind the iliac artery and vein, to be fixed in the linea ileo pectinea, and into the ligament of the pubis. Another portion also of this fascia descends behind the crural artery upon the upper and middle part of the thigh, which sends a process forwards to pass between the artery and vein. This fascia then shuts up the space behind the crural arch on the outer side of the iliac vessels, and prevents any descent of the viscera to the thigh in that direction. It has been particularly described by GIMBERNAT, and should be called from its situation, the *fascia iliaca*. Fascia iliaca artery.

Anteriorly to the crural arch is situated another fascia, which may be divided into two portions, the one being placed a little before the other. Its outer portion is attached to the greater part of the posterior edge of the crural arch, from as far as the spinous process of the ilium, and the inner labium of that bone, and it ascends Fascia transversalis.

physis. These two columns are joined at the upper and outer part of the ring by transverse tendinous fibres. The external oblique muscle, besides terminating in the symphysis and tuberosity of the pubis, is also inserted by strong tendinous fibres into the ligament of the pubis near an inch outwards from the tuberosity, whence it is extended inwards behind the tuberosity into the upper part of the pubis towards its symphysis, and outwards to the spinous process of the ilium, forming a thin and sharp edge, which is turned towards the abdomen, and makes the *posterior edge* of the crural arch. From the anterior superior spinous process of the ilium to the tuberosity of the pubis, is stretched the anterior rounded edge of the crural arch, and it thus forms an arch over the crural artery and vein, the psoas and iliacus internus muscles and the anterior crural nerve. It appears then that the lower part of the tendon of the external oblique muscle has three distinct insertions; first, into the symphysis pubis, and this forms the superior column of the external abdominal ring; secondly, into the tuberosity of the pubis, which forms the lower column of the ring; and thirdly, into the ligament of the pubis over the linea ileo-pectinea. This last portion by its conjunction with the ligament of the pubis forms a crescent-shaped edge, which is turned towards the crural vein, but situated about the distance of five-eighths of an inch from it.

Superficial fascia.

The parts below the crural arch are constructed in the following manner. When the skin is removed from the crural arch and fore part of the thigh, a thin fascia will be seen to extend over the tendon of the external oblique muscle, and to adhere firmly to the edge of the arch, whence it passes downwards upon the absorbent glands of the groin, where it is usually said to terminate, but erroneously, since it may be traced down the thigh, covering and supporting the absorbent vessels, their glands, and the superficial veins. The strongest fibres of this facsia are transverse; and though in its natural state it is so thin as easily to escape observation, yet when it has been long pressed upon by a hernia, particularly in a subject loaded with fat, it becomes of considerable density. The covering which this gives to the hernial sac, with the attachment which it has to the lower edge of the external oblique muscle, will be seen in Plate IV.

Fascia Lata.

To the lower edge of the external oblique muscle is attached a much stronger fascia, called the *Fascia Lata*. It may be said to have two attachments or origins. One part of it rises from the rounded edge of the crural arch, between the tuberosity of the pubis and the anterior superior spinous process of the ilium. This covers the femoral artery and vein, the femoral part of the iliacus internus and psoas muscles, and the anterior crural nerve, and its breadth at its origin is from four to five inches in the adult. The other part of the fascia lata arises from the ligament of the pubis at the insertion of the external oblique muscle, extends over the pectineus and triceps muscles, and afterwards unites with the first mentioned part under the saphena major vein. The united portions then form the fascia lata which extends down the thigh, embracing the muscles and supporting them in their actions.

When the fascia lata is first laid bare, it appears to be turned in under the femoral artery and vein; but on removal of the fibres which are at first exposed, is found to form a sharp crescent-shaped edge; a part of this fascia has been called by Mr. Hey the *Femoral-ligament.** It has been well described by Mr. Allan Burns of Glasgow, (in the Edinburgh Medical and Surgical Journal), and is called by him the *Falciform Process.* This fascia passes over the crural vessels, and its principal use is to cover the femoral artery and vein, and thus strengthen the sheath in which they are contained. Its *lunated* edge, covered by some tendinous fibres, will be seen in Plate I, of my former part, and the whole of the edge in Plate II and III of this work.

When the fascia lata is dissected away, the muscles are exposed on each side, and the anterior crural nerve is laid bare, but the femoral artery and vein still remain enclosed in a sheath.

Fascia transversalis.

The anterior part of this sheath is formed by a thin fascia that appears, at first sight, to arise from the crural arch, but may be detached from it by passing the finger behind the arch, where it will be found to be a continuation of the fascia which lines the transversalis muscle; but as it passes under the posterior edge of the arch it closely adheres to it. This fascia is particularly described in the former part of this work, (page 5 and 6,) as passing upwards to form the internal abdominal ring, and it also passes down behind the crural arch adhering to it, and uniting to the femoral artery and vein. Some fat will be generally found between this fascia and the fascia lata of the thigh. The whole of this fascia will be distinctly seen in Plate II and III, detached from its juncture with the crural arch, and it will appear that it might be described as arising from the crural arch

* Mr. Hey's plate does not do justice to his ideas; for, from a conversation which I have had with that excellent Surgeon, I find he does not mean to confine the term *femoral ligament* to the outer fascia alone, but extends it to the portion of the sheath behind the crural arch.

OF CRURAL HERNIA.

CHAPTER I.

Of the Structure of the Parts concerned with Crural Hernia.

It will be necessary previous to the description of the symptoms and treatment of Crural Hernia, to give as accurate a view as I am able of all the parts directly and indirectly concerned in this intricate and difficult part of Anatomy; and to shew what are the means that nature has adopted to prevent the contents of the lower part of the abdomen from quitting their natural position, and how it happens that these means sometimes fail in producing the desired end.

The anatomy of the bones is as follows. Bones.

The distance between the symphysis pubis and the anterior superior spinous process of the ilium is from five and a half to six inches; and if a line be drawn from one of these points to the other, the space beneath it will be bounded at its lower part for about half its length by the pubis and half by the ilium.

About an inch and a quarter from the symphysis pubis (in the dried bone) upon its anterior and upper part is situated the tuberosity of the pubis, or (as it has been improperly called) its Spinous Process. A line is seen to extend along the upper part of the pubis as far as its juncture with the ilium, and is continued to the side of the sacrum. This is called the Linea Ileo-pectinea, and it forms the superior edge of the brim of the pelvis.

About an inch and a quarter from the tuberosity of the pubis is a natural depression, formed for the lodgement of the crural artery and vein, which, upon its outer side, is bounded by the beginning of the ilium, forming a projection over the acetabulum.

On examining that part of the ilium which forms the outer part of the space that has been just mentioned, it will be found that two inches below the anterior superior spinous process of the bone, is situated another process, called the anterior and inferior spinous process; and that between the two is a small depression about an inch and a quarter in extent: immediately below the latter process is the acetabulum, and an inch anterior to it is a flat surface, extending to the beginning of the pubis.

It will be seen upon dissecting the soft parts which fill up the space between the ilium and pubis, that they are wonderfully and beautifully constituted for the purpose for which they are designed; but it must be acknowledged that they are parts of all others the most difficult to investigate and to describe with perspicuity.

The pubis is covered by a ligamentous substance, which forms a particularly strong production above the linea ileo-pectinea, extending from the tuberosity of the pubis outwards, and projecting beyond the bone above that line. Into this process the external oblique muscle is inserted, as will be seen in Plates II, and III. To see this clearly in dissection, the fascia covering the pectineus muscle and the muscle itself must be cut away. Ligament of the pubis.

The lower tendinous edge of the external oblique muscle has generally been called *Poupart's Ligament*, but is now more commonly named the *Crural Arch*. This arch is stretched from the anterior superior spinous process of the ilium to the tuberosity of the pubis, into which a part of it is fixed, whence it proceeds forwards to the symphysis pubis, where the remainder is inserted. Crural arch.

Above the tuberosity of the pubis is the External *Abdominal Ring*, which is bounded above and below by two columns of tendon; the one forming an insertion into the tuberosity of the pubis, the other into the sym- External oblique muscle.

B

付録2　Cooper AP：The Anatomy and Surgical Treatment of Crural and Umbi- lical Hernia, etc. pp.1-5, 1807 is composed of several vessels, covered, first with a double peritoneal coat, formed by the tunica vaginalis, next with the cremaster muscle, and, over all, with a fascia given off by the external oblique muscle. The portion of cord above the ring, included between it and the upper aperture, is equally covered by the peritoneal coat and the cremaster muscle; but instead of the fascia given off by the external oblique, it is covered by the tendon itself of this muscle. Higher up, within the cavity of the abdomen, the only covering to the spermatic vessels is derived from the peritoneum.

The course of the spermatic cord from the upper opening to the ring is very oblique, verging downwards towards the middle of the upper part of the thigh, after which it suddenly takes a more perpendicular direction towards the testicle. Course of the cord.

This first obliquity in the direction of the cord appears to be intended to prevent the ready protrusion of the abdominal viscera, for had the cord emerged from the abdomen immediately behind the abdominal ring, scarcely any person who was in the habit of much bodily exertion would be free from hernia. As it is, the protrusion of the viscera is opposed, by the obliquity of the passage, and especially as this contrivance causes the tendons behind the ring, when pressed upon by the abdominal viscera, to shut up the oblique aperture in the manner of a valve, which acts with a force proportional to the pressure. Use of its obliquity.

The epigastric artery is situated so near to the spermatic cord, and is so much concerned in the operation for hernia, that a most accurate knowledge of its course is absolutely requisite. This vessel arises from the iliac artery behind Poupart's ligament, (See Plate II.) and passes upwards and inwards close to the under and inner side of the spermatic cord, between it and the symphysis pubis. Here it sends off a branch which runs upon the spermatic cord. For one inch and three quarters of its course it lies posterior to all the abdominal muscles, between them and the peritoneum, after which it enters before a tendon which is placed behind the rectus muscle. It then passes upwards on the middle and posterior part of the rectus muscle to the top of the abdomen, where it anastomoses with the internal mammary artery. In its course this artery sends lateral branches to the abdominal muscles. The spot at which the epigastric artery is concerned with hernia is at the beginning of its course, close to the inner and under side of the spermatic cord, where the latter issues from the abdomen through the upper opening which has been before described. Here the epigastric artery is generally three inches from the symphysis pubis, and the same distance from the spine of the ilium. Epigastric artery.

for its passage The lower part of this hole has a thin tendinous margin; its upper part is shut by the internal oblique and transversalis muscle. From the edge of this fascia a thinner is sent off, which unites itself to the spermatic cord. A part of the same fascia descends under the middle of Poupart's ligament, and becomes united to the femoral artery and vein, and a part of it is fixed into the pubis. (See Plate II.)

The best mode of discovering this passage is to pass the finger into the abdominal ring, and by carrying it obliquely upwards and outwards in the course of the spermatic cord, towards the abdomen, the border of the fascia will be distinctly felt. To expose it to view, the abdominal ring and the tendon of the external oblique muscle should be first dissected, then, by making an opening midway between the ring and the spinous process of the ilium, and raising the lower edge of the internal oblique and transverse muscles, the situation of this aperture will be most distinctly seen. (See Plate I.)

The strength of the fascia differs in different subjects. In some subjects it appears only as condensed cellular membrane, but in all cases of inguinal herniæ it becomes of considerable strength and thickness, especially on its inner edge; and if it had not existed the bowels would, in the erect posture, be always capable of passing under the edge of the transversalis muscle, so that without it no person could be free from inguinal hernia. The inner edge of the passage which this fascia forms, and which is strengthened by the situation of the epigastric artery, is distant about an inch and a half from the abdominal ring, the outer edge is two inches and a half from the ilium, and the diameter of the orifice for the spermatic cord is half an inch. These measurements, however, must of course vary according to age and stature, but the relative distances will always be the same; the inner margin of the opening being invariably half way between the spinous process of the ilium and the symphisis pubis.

Spermatic cord. Through the opening, which I have just described, and through the abdominal ring of the external oblique muscle, the spermatic cord passes down to the testis. The cord is composed of arteries, veins, nerves, absorbent vessels, an excretory duct called the vas deferens, a membranous sheath, and the cremaster mucle. As soon as it quits the abdomen midway between the spine of the ilium and the symphisis pubis, it turns suddenly inwards and downwards, passing in its course to the ring along the edge of the transversalis and internal oblique muscles, before the epigastric artery, and in a groove formed by the doubling of the tendon of the external oblique muscle. On its emerging from the ring, the cord takes an almost perpendicular direction into the scrotum.

Artery. The spermatic artery, on each side, is derived from the fore part of the aorta in the middle of the abdomen a little below the superior mesenteric arteries. It passes to the lower part of the abdomen, opposite the middle of Poupart's ligament, into the upper opening which I have before described. As it here forms a part of the spermatic cord, its course to the testis is the same.

Vein. The spermatic vein, on each side, arising from the testis, passes along with the cord into the abdomen. Hence it accompanies the spermatic artery to the middle of the abdomen, where they separate; the right vein terminating in the inferior cava opposite the kidney, and the left uniting with the left emulgent vein. (See Plate IV.)

Vas deferens. The vas deferens on each side arises from the posterior part of the testicle, to which it is the excretory duct; and, with the cord, passes into the abdomen; here it quits the spermatic artery and vein, sinks into the cavity of the pelvis, and runs behind the bladder to open into the urethra.

Tunica Vaginalis. These three vessels together with their appropriate absorbents and nerves, receive a double covering of peritoneum from the part at which they quit the abdomen, which closely unites them together. This covering is called the Tunica Vaginalis of the Spermatic Cord. Just above the testis the two layers of the tunic recede from each other, so as to form a bag for the purpose of covering this organ, and this is named the Tunica Vaginalis Testis.

Besides the spermatic arteries, the cord contains two other arteries, one arising from the internal iliac branch and accompanying the vas deferens; and the other a ramification given off from the epigastric artery midway between the pubis and ilium, the latter however is sometimes wanting.

Cremaster. The cremaster muscle is added to the cord between the upper and lower rings. It arises under the external oblique muscle, from the edges of the internal oblique and the transversalis, descends into the scrotum upon the vessels which I have described, covering the tunica vaginalis of the cord, and is finally attached to the tunica vaginalis testis.

It appears therefore that the portion of the spermatic cord contained between the testis and the abdominal ring

physis pubis. A fascia which originates from the tendon of the external oblique muscle, pusses over each ring, and uniting with the spermatic cord, accompanies it in its descent into the scrotum, to which, as well as to the spermatic sord, it closely adheres.

No opening behind it.

Surgeous have very generally believed that the aperture was continued into the abdomen immediately behind the ring. This however is not the case, for all direct passage of the spermatic cord into this cavity is shut out by tendons and a fascia, which are probably intended as a guard against protrusions of the contents of the belly. The tendons that close the opening are those of the internal oblique and the transversalis muscles.

Internal oblique.

The Internal Oblique muscle arises from the spine of the ilium, from Poupart's ligament, and from the three inferior vertebræ of the loins: it is inserted into the six inferior ribs, into the ensiform cartilage, and the linea alba. The lower edge of this muscle arises from the outer half of Poupart's ligament, passes over the spermatic cord, and gives off a tendon, which runs behind the upper part of the ring, and is inserted into the lower part of the linea alba and into the symphysis pubis. If the finger be passed through the ring this tendon may be felt immediately above it and towards its inner side.

Transversalis.

The Transversalis muscle arises from the seven inferior ribs, from the lowest vertebra of the back, and from the four superior of the loins. It is inserted into the greater part of the linea alba. The lower edge of this muscle arises also from the crural arch, crosses the spermatic cord, and sends off a thin tendon which joins with that of the internal oblique and passes behind the abdominal ring, and is inserted tendinous into the body of the pubis; and I have seen it send out a semi-circular slip into a fascia, which will be presently noticed. Therefore if the finger be thrust into the abdominal ring, the tendon of the transversalis opposes a resistance to its direct passage into the abdomen, which can only be overcome by a violence capable of tearing the tendon.

The foregoing description will shew that there is no natural aperture into the abdomen immediately behind the ring; and therefore the opening must be sought for elsewhere. It will be found one inch and a half above and to the outside of the ring. in a line passing from the ring to the spine of the ilium, the direction of which is obliquely upwards and outwards. The line is the course of the spermatic cord, and the opening which allows its exit immediately from the abdomen is formed in a fascia, to understand the nature of which, Poupart's ligament and its fasciæ must be more particularly described.

Poupart's ligament or the crural arch.

Poupart's ligament, or the crural arch, is connected to the spine of the ilium, whence it passes down in a vaulted form over the femoral vessels, and terminates on the inner side of those vessels in a semicircular sweep, from which extends a triangular portion connected with the spinous process of the pubis, and extending from it to the upper part of the symphysis pubis. Its insertion is best seen, as well as the parts hereafter described, by dissecting them as in Plate I. If there had been no other defence to the lower part of the abdomen than that afforded by this arch, few persons would escape herniæ; but this part is fortified by other means.

Fasciæ.

Three different fasciæ are connected with Poupart's ligament, two of which pass upwards and one downwards; and in addition to these a thin tendinous expansion covers the abdominal muscles and their tendons, and quits them at the lower part of the abdomen, passing upon Poupart's ligament to be lost in the adeps and the absorbent glands of the groin, and upon the spermatic cord below the abdominal ring.

The fascia which passes from Poupart's ligament downwards, is the fascia lata of the thigh, which, being continued from the crural arch and from the pubis, gives a strong covering to the muscles of the thigh. The two fasciæ which pass upwards are, first, one which is given off by the crural arch from the ilium to the place at which the femoral vessels pass out from the abdomen, and which adheres to the iliacus internus muscle and to the crest of the ilium. This is united to the crural arch at a white line, which is readily seen when the peritoneum is stripped from the inner part of the abdominal muscles; it is the great means of strengthening the lower part of the abdomen under the arch. This will be seen in Plate II. It has been described by Gimbernat in his work on femoral hernia, and will be more particularly mentioned in a future part of this work. Secondly, a thinner fascia is sent upward from the crural arch immediately behind the abdominal muscles, to which it gives a lining similar to that tendinous expansion which covers them on the fore part. This is the fascia which leaves an opening from the abdomen for the spermatic cord in the male, and for the round ligament of the uterus in the female. It is continued from Poupart's ligament, and passes upwards to the inner side of the transversalis muscle and its tendon, to which it is united by a cellular membrane; and it is extended from thence on the inner side of the same muscle to the upper part of the abdomen, but becomes thinner as it ascends. Above the middle of Poupart's ligament it passes on each side of the spermatic cord, leaving a hole that is thus destitute of a sac, for I have known an instance of that disease in which the viscera were included in a process of peritoneum. The hernia congenita has no peritoneal covering distinct from the tunica vaginalis testis, excepting in a very uncommon variety of the disease. The hernia cystica is described as being equally destitute of this membranous coat.

Dr. Marshall has a preparation of umbilical hernia in which no sac appears, but the protruded parts lie in direct contact with the skin. This variety is very rare, but the possibility of such an occurrence should be known, as in performing the operation for hernia extreme care should, on this account, be taken to avoid wounding any of the protruded viscera.

CHAPTER II.

Of the Anatomy of the Parts concerned with Inguinal Hernia.

Five pairs of muscles with their tendons form the principal covering of the abdomen. These are, on each side, the obliquus externus, the obliquus internus, the transversalis, the rectus, and the pyramidalis. It is only the three first of these, however, that are concerned in the production and course of inguinal hernia.

External oblique muscle.

The external oblique muscle arises on either side from the eight lower ribs, passes obliquely downwards with an easy slope towards the front of the abdomen, and terminates in a broad tendon that covers the anterior part of the belly; at the middle of the fore part of which it unites with the tendon of the corresponding muscle coming from the opposite side, forming by this union a straight white line, extending from the ensiform cartilage to the pubis, and called the linea alba. The tendon of this muscle is also fixed into the pubis, partly on the same side from which it originates, and partly on the opposite side: it is also inserted into the spine of the ilium.

From the ilium to the pubis a tendinous border is stretched, which will be more particularly described hereafter, formed by a doubling-in of the lower edge of the tendon of the external oblique muscle, under which pass the femoral vessels and nerves, and the iliacus internus and psoas muscles. It has been called the ligament of Fallopius, or Pourpart's ligament, or lately, the crural arch. Lines may be also observed in the tendon which covers the fore part of the abdomen, one on each side of a semilunar figure extending from the cartilage of the seventh rib to the symphysis pubis, and called the linea semilunaris; and others called the lineæ transversales, which pass from the linea semilunaris to the linea alba.

Abdominal Ring.

In the lower part of the broad tendon of the external oblique muscle, a little above and to the outer side of the symphysis pubis, is a hole called the abdominal ring, which is formed for the passage of the spermatic cord in the male, and the round ligaments of the uterus in the female. The mode in which these openings are formed is the following: the tendon of the external oblique muscle, as it proceeds towards the pubis, splits into two columns, leaving a space between them for the passage of the spermatic cord: the lowest of the two columns, after being doubled under the spermatic cord, is inserted into a small process of the pubis, which may be felt in the living subject, and may be called its spinous process, and from thence onward to the crest of the pubis to the extent of an inch, as will be distinctly seen in Plate I; the upper tendinous column is inserted into the symphysis pubis, and extends across the cartilage to the bone of the pubis on the opposite side.

These columns are united together, an inch from the pubis, by a small process of tendon which proceeds from the anterior and superior spinous process of the ilium, and from the crural arch, crossing the upper and outer part of the ring so as firmly to bind the columns to each other; and also by a few semicircular tendinous fibres, which pass from the edge of one column to the other. The direction of the fibres of this tendinous process from the spine of the ilium is at right angles with those of the external oblique muscle. See Plate I.

Direction.

The direction of the abdominal rings is obliquely upwards and outwards, in a line from the pubis to the spinous process of the ilium. Though called a ring, it is not a true circle, for, the diameter in length, which is the direction from the pubis to the transverse column, is about one inch; but the breadth, from one column of tendon to the other, is only half an inch. The center of this aperture is one inch and a quarter from the sym-

付録1 Cooper AP：The Anatomy and Surgical Treatment of Inguinal and Congenital Hernia. pp.4-7, 1804

腹膜の重複性 duplicature of the peritoneum 39-41, 163
腹膜破裂説 peritoneal rupture theory 22, 25, 30-32, 56, 64, 67, 71, 72, 114, 161
腹輪 abdominal ring 47-49, 52, 53, 57, 66, 79, 86, 93, 95-97, 103, 106, 107
腹股合縫 groin 16
ブタ pig 28, 37
ヘルニア形成術 hernioplasty 131, 132, 146, 151, 152, 154, 167
ヘルニア原因説 etiology of hernia 4, 10, 22, 28-31, 63, 64, 67, 71, 90, 128, 132, 133, 144, 145, 179
ヘルニア嚢切除術 herniotomy 167
『ヘルニアの解剖と外科』Anatomy and surgery of hernia 148
ヘルニア防御機構 hernia prevention mechanism 48, 97, 133, 135, 142, 143, 149
『ヘルニア論』A treatise on ruptures 52, 77, 79, 81, 87, 170
ヘルニオーシス説 herniosis theory 146-148, 171
『北斎漫画』 18, 19

ま行

『膜の連続性について』De continuationibus membranorum 166
無名筋膜 innominate fascia 101, 102
メッシュ mesh 132, 167, 179

や行

『訳鍵』 16
指サック thumbstall 79

ら行

ラット rat 105
るつぼ鋼 crucible steel 63
『レヴィ記』The Book of Leviticus 159
『歴代志 下』The Chronicles II 159
漏斗状鞘 funnel-shaped sheath 104

椎間板ヘルニア disk herniation 1, 5, 14
詰め物 wadding 23, 50, 53, 93, 96, 98, 100
ディディムス didymus 34, 35, 44, 45, 56, 58, 59, 63, 164, 168
『東海道中膝栗毛・初編』 20
導管 meatus 29-31, 34, 37, 40-46, 56, 63, 64, 74, 161-164, 170
導管説 meatus theory 28, 30, 64, 67, 70, 71, 74, 161, 165
統計学 statistic 82, 172
筒状鞘 cylindrical sheath 74, 76, 85, 170

な行

内精筋膜 internal spermatic fascia 26, 102, 105, 107-109, 115, 150, 153, 160, 161, 176, 177
内鼡径ヘルニア direct inguinal hernia 13, 116, 130, 131, 152, 153, 159, 178, 179
内鼡径輪 deep inguinal hernia 38, 40, 41, 45, 50, 64, 65, 108, 110, 111, 164-167, 171
内腹膜 internal lamina of the peritoneum 38, 40, 41, 45, 50, 64, 65, 108, 109, 64-167, 171
『日本国語大辞典』 16
ネズミ mouse 15, 16
粘膜 mucosa 98, 166
嚢性説 saccular theory 4, 136, 138-140, 156, 179
脳ヘルニア cerebral hernation 14

は行

『バーゼル解剖学用語』Basle Nomina Anatomica 166, 176
ハツカネズミ mouse 16
破裂説 rupture theory 10, 12, 22, 24, 25, 32, 61, 160
瘢痕 scar 33, 35, 36, 56, 168, 179
皮下手術 subcutaneous operation 114, 116, 117, 119
非還納性ヘルニア irreducible hernia 162
『病的な腫瘍について』De tumoribus praeter naturam 28
『ファロッピオ解剖学的観察に対する試論』Anatomicarum Gabrielis Fallopii observationum examen 163
腹圧説 pressure theory 67
腹腔鏡 laparoscopy 132
腹壁脆弱説 parietal defect theory 55, 63, 67, 69, 71, 96, 97, 114, 115, 127, 130, 133, 139-142, 144-146, 148, 152, 167
『腹部ヘルニアの解剖と外科治療』The anatomy and surgical treatment of abdominal hernia 92
腹膜腔 peritoneal cavity 166
腹膜突起 process peritonei 44-47, 49, 51, 52, 56, 57, 63, 74-78, 83-85, 141, 162, 166, 170, 171

滑り弁作用 sliding valve action 144
精索 spermatic cord 27, 28, 30, 42, 43, 51-53, 64, 65, 68, 77, 93-97, 101-106, 108, 109, 111-113, 126, 127, 131, 150, 152, 153, 161, 164, 167, 175, 177
精索鞘膜 tunica vaginalis funuculi 52, 84, 101, 102, 106-109, 111, 167
精巣下降 testicular descent 15, 75, 76, 79, 80, 83, 104, 141
精巣挙筋 cremaster muscle 27, 38, 42, 43, 51, 102-108, 111-113, 150, 157, 160-162, 164, 168, 175-177
精巣挙筋膜 fascia cremasterica 102, 113, 152, 176
精巣鞘膜 tunica vaginalis testis 52-72, 76, 77, 84, 87, 88, 103, 107, 108, 111, 137, 159, 160, 167
『精巣の構造と病気』Observations on the structure and diseases of the testis 92
精巣導帯 gubernaculum 76, 78, 104
整復 reduction 32-34, 55, 114, 118, 162, 181
セル cell 49-53, 73, 93, 96, 98, 165, 166, 173
『セル状膜について』De membrana cellulosa 166
線維膜 fibrous membrane 50, 53, 98-101, 111, 113, 130, 166, 174, 175
浅在筋膜 superficial fascia 101, 112, 175
先天性ヘルニア congenital hernia 3, 71, 73-77, 79-89, 92, 137, 145, 151, 169, 171, 180
先天性の鼡径ヘルニア inguinal hernia of congenital origin 84-86, 88, 89
総鞘膜 tunica vaginalis communis 52, 115, 116, 167, 177
鼡径管 inguinal canal 47, 96-98, 104, 110, 113, 117-119, 123, 126-128, 130, 131, 133, 134, 138, 139, 142-145, 149, 152, 153, 155
鼡径管再建術 herniorrhaphy 131, 145, 146, 153, 167, 179
鼡径靱帯 inguinal ligament 27, 43, 46-48, 95, 96, 109, 110, 113, 127, 129-131, 153
『鼡径ヘルニアと先天性ヘルニアの解剖と外科治療』The anatomy and surgical treatment of inguinal and congenital hernia 92

た行

大腿弓 crural arch 46, 47, 95, 110, 111, 165, 176
大腿血管鞘 femoral sheath 94, 100, 102, 110, 176
大腿ヘルニア femoral hernia 13, 94-100, 116, 137-140, 159
脱腸 hernia 1, 5, 9, 10, 20
脱腸帯 truss 8, 23, 32, 33, 55, 60, 61-63, 114, 116, 119, 122, 124, 125, 168
『脱腸帯調整論』Verhandeling over het toestellen van breukbanden 63, 169
ダルトス dartos 26, 38, 102, 162
単純高位結紮術 simple high ligation 129, 132, 133, 135, 136, 144-146, 148, 151-154, 156, 178, 179, 181
腸間膜伸長説 lengthened mesentery theory 69, 70
腸骨恥骨靱帯 iliopubic tract 110, 170
徴兵制度 conscription 61

筋膜 fascia 93, 95, 96, 98-101, 103, 105-109, 123, 130, 131, 142, 147, 175, 176
クレマステル cremaster 26-28, 30, 42
クワック quack 35, 59-61, 63, 115, 163, 170
『経脈図説』 16, 17, 160
『外科各論』 20
結合腱 conjoined tendon 93, 95, 96, 102, 110, 142, 152, 173, 174, 177
腱膜 aponeurosis 28, 29, 43, 48, 53, 96, 98, 110, 147, 161
『甲乙経』 16, 160
『厚生新編』Huishoudelijk woordenboek 18
後天性ヘルニア acquired hernia 3, 83, 88, 135
絞扼ヘルニア strangulated hernia 162
『股ヘルニアと臍ヘルニアの解剖と外科治療』The anatomy and surgical treatment of crural and umbilical hernia 92
ゴリラ gorilla 141
根治手術 radical operation 55, 56, 59, 114-117, 119, 121, 122, 124, 137

さ行

再発 recurrence 2, 118, 122-124, 128-131, 135, 144, 145, 152, 179
サル monkey 28, 37-39, 42, 157, 164
子宮円索 round ligament of uterus 50, 68
斜行性 obliquity 95, 97, 119, 127, 131, 133, 179
斜鼡径ヘルニア oblique inguinal hernia 134, 135, 150
シャッター作用 shutter action 143
『重右衛門の最後』 20
焼灼 cautery 35, 36, 56, 59, 60, 170
『想山著聞奇集』 19
鞘状突起 vaginal process 51, 84-89, 102, 134, 136, 141, 149, 151, 154, 171, 172
鞘状突起説 processus vaginalis theory 71, 87, 89, 90, 114, 115, 128, 133, 135-141, 145, 147-151, 154, 169, 181
消毒法 antisepsis 35, 59, 114, 116, 120-123, 167, 179
小児外科 pediatric surgery 2, 123, 125, 132, 145, 153, 156
『小病理学』Opuscula pathologica 73, 81
漿膜 serosa 40, 50, 65, 98, 103, 106-109, 163, 166
鞘膜 tunica vaginalis 51, 52, 74, 85-87, 89, 103, 105, 106-108, 115, 116, 161, 166, 167, 170
『諸膜論』Traité des membranes en général et de diverses membranes en particulier 98, 166
『新生児に頻発し成人に散見される特殊なヘルニア云々』An account of a particular kind of rupture etc 80
『身体諸部分の用途』De usu partium corporis humani 164
『人体の構造に関する七巻』De humani corporis fabrica libri septem 44

事項索引

あ行

『アナトミア』Anatomia corporis humani　34, 44, 163
アラブ Arab　30, 34, 35, 56
『医学解説第一部』Medical commentaries, Part I　81
『医学解説第一部補遺』A supplement to the first part of medical commentaries　81
『医学総論』Universa medicina　107, 165
『医学大要』Epitomae medicae　30
『医学論』De medicina　11, 12, 22, 24, 159
異形 lusus-natura　71-73, 75, 80, 170, 171
『医宗金鑑』　16, 160
『医範提綱』　16, 40
陰嚢水腫 hydrocele testis　8, 18, 77, 159, 160
陰嚢ヘルニア scrotal hernia　5, 6, 8, 10, 18, 31, 72, 82, 87-89
エクソンファロス exomphalos　28, 29
エリトロイデス elytroides or erythroides　26-28, 45, 162-164, 170
横筋筋膜 transversalis fascia　27, 93-96, 98-104, 106-113, 126, 127, 129-131, 142, 152, 153, 157, 163, 175, 176

か行

外鼡径輪 superficial inguinal ring　27, 43, 46, 47, 53, 96, 97, 102, 106, 115, 117, 119, 121, 123, 127, 128, 142, 152, 173
『解体新書』　16, 40
外腹膜 external lamina of the peritoneum　38, 40, 41, 46, 49, 50, 52, 64, 73, 107-111, 163, 165-167, 171, 175, 176
『解剖学的観察』Observation anatomicae　46, 163
『解剖学用語』Nomina anatomica Japonica　161
『解剖手技について』De anatomicis administrationibus　28, 29, 43, 161, 164
ガチョウ goose　58, 100, 174
括約作用 sphincter action　135, 143, 149
嵌頓解除術 celotomy　56, 58, 59, 114, 115, 122, 167, 168
嵌頓ヘルニア incarcerated or strangulated hernia　33, 34, 55, 58, 114, 122, 124, 159, 162, 181
還納性ヘルニア reducible hernia　55, 114, 121, 122
逆止弁 check valve　48, 54, 97, 165
鏡像配列説 mirror-image arrangement theory　176
去勢術 castration　34, 38
『筋の解剖について』De musculorum dissectione　164

メティス Bernardus Metis　168
メリー Jean Mery（1645-1722）　65
メルエンプタハ Merneptah（紀元前13世紀）　8
モートン Thomas Morton（1813-1849）　101
モーパス Charles Maupas　168
モルガーニ Giovanni Battista Morgagni（1682-1771）　69, 165
モンディーノ Mondino de' Luzzi（1275-1326）　34, 36, 43, 163
モンロー2世 Alexander Monro secundus（1733-1817）　173, 174

ら行

ライス Frederic Ruysch（1638-1731）　49, 64, 166
ラガランヌ Michel-Louis Reneaulme de Lagaranne（1676-1739）　68, 171
ラッセル Robert Hamilton Russell（1860-1933）　128, 129, 133, 135-140, 143, 145, 149, 179, 180
ラムセス5世 Ramesses V（紀元前12世紀）　8
ランゲンベック Conrad Johan Martin Langenbeck（1776-1851）　115, 116, 121
ランフランク Lanfranc of Milan（1250-1306）　62
リヴ Jean Rives（1922-2012）　132, 146
リスター Joseph Lister（1827-1912）　120, 121, 179
リスバーグ Heinrich August Wrisberg（1731-1808）　83
リーゼル Otto Riesel　123
リード Raymond Charles Read（1924-）　146, 147, 149, 151
リトル William James Lytle（1896-1986）　110, 111, 142-144
リトルジョン Littlejohn　60, 169
リヒター August Gottlieb Richter（1742-1812）　69, 115, 121, 173
リヒテンシュタイン Irving Lester Lichtenstein（1920-2000）　132, 146
ルイ14世 Louis XIV（1638-1715）　169
ルシュカ Hubert von Luschka（1820-1875）　176
ルカン Nicolas Lequin（？　-1688）　13, 62, 169
ルセ François Rousset（1530-1603）　65
ル・ドラン Henri François le Dran（1685-1770）　69
ルフォス Rufus of Ephesus（80-150）　164
レントン Thomas Renton（1665-1740）　60, 169
ロスティウス Johannes Carolus Rostius（1691-1731）　69
ロックウッド Charles Barrett Lockwood（1856-1914）　137
ロブシュタイン Johann Friedrich Lobstein（1736-1784）　83
ロレンス William Lawrence（1783-1867）　100, 169

わ行

ワンツ George Edward Wantz（1923-2000）　146

ヒルトル Joseph Hyrtl（1810-1894） 174
ビルロート Christian Albert Theodor Billroth（1829-1894） 123, 124
ファーガソン Alexander Hugh Ferguson（1853-1911） 129, 153
ファブリキウス Wilhelm Fabricius Hildanus（1560-1634） 60
ファロッピオ Gabriele Falloppio（1523-1562） 39, 46-49, 97, 163, 165, 174
フェルネル Jean François Fernel（1497-1558） 39, 46, 51, 64, 85, 107, 165, 166
フォスター Thompson Forster 86, 87
プティ Jean Louis Petit（1674-1750） 116, 177
プパール Francois Poupart（1661-1708） 47, 104, 126, 165
プラトン Plato（427-347 BC） 23, 24
ブランカールト Steven Blankaart（1650-1704） 166
フランコ Pierre Franco（1500-1561） 58, 168
ブリュニョーニ Joannis Brugnoni（1741-1818）Giovanni Brugnone, Jean Brugnon 84
ブルーノ Bruno da Longobucco（1200-1286） 36
ブレニー Nicolas de Blegny（1642-1722） 62
ヘイ William Hey（1736-1819） 86, 87
ヘッセルバッハ Franz Kaspar Hesselbach（1759-1816） 100, 160
ベネヴォリ Antonio Benevoli（1685-1756） 69
ベネデッティ Alexander Benedictus（1450-1512）Alessandro Benedetti 168
ベルゲン Karl August von Bergen（1704-1759） 166
ヘルツフェルド Gertrude Herzfeld（1890-1981） 128, 178
ベルマ Denis Genie Belmas（1793-1864） 118
ヘロフィロス Herophilus（335-280 BC） 23, 24
ベンダヴィッド Robert Bendavid（1951-） 147, 151
ボウルズ Richard Bowles 60, 169
ポッツ Wills John Potts（1895-1968） 129, 144, 145, 153
ポット Percivall Pott（1714-1788） 52, 53, 60, 68, 72, 77, 79-82, 87, 88, 162, 167, 170, 171
ボン Andreas Bonn（1738-1818） 166

ま行

マカリスター Alexander Macalister（1844-1919） 165
マクヴェイ Chester Bidwell McVay（1911-1987） 132
マクレディ Jonathan Forster Christian Horace Macready（1850-1907） 67, 70, 134
マーシー Henry Orlando Marcy（1837-1924） 121
マルゲーニュ Joseph François Malgaigne（1806-1865） 84, 89, 172
マルティン Roland Martin（1726-1788） 83
マルピーギ Marcello Malpighi（1628-1694） 49, 166
マレー Robert William Murray（1860-1940） 138, 139
メッケル Johann Friedrich Meckel, the younger（1781-1833） 70

ツィンメルマン Leo M. Zimmerman（1898-1980） 145, 148-150, 152
ツェルニー Vincenz Czerny（1842-1916） 121, 129
ディオニス Pierre Dionis（1643-1718） 47, 49, 53, 57, 60, 98, 169
ティーレ Thomas Pridgen Teale（1801-1868） 67, 169
ティレル Frederick Tyrrell（1793-1843） 173
ディーンズレー Edward Deanesly（1866-1948） 137, 138
テオドリック Theodorico Borgognoni（1205-1298） 36
デルペッシュ Jacques Mathieu Delpech（1777-1832） 117
ドゥソー Pierre Joseph Desault（1744-1795） 118

な行

ニュフス Lloyd Milton Nyhus（1923-2008） 132, 146, 155
ヌスバウム Johann Neomuk von Nussbaum（1829-1890） 121
ヌック Anton Nuck（1650-1692） 64, 166
ノイバウアー Johann Ernst Neubauer（1742-1777） 83

は行

ハイスター Lorenz Heister（1683-1758） 52, 53, 60, 64, 68, 162, 174
ハイデンタラー Josef Haidenthaller（1863-1934） 124
ハーヴィ William Harvey（1578-1657） 167, 174
パウロス Paulus Aegineta（625-690） 30, 31, 33-35, 56, 59, 60, 65, 68, 115, 161, 164, 170
ハーキンス Henry Nelson Harkins（1905-1967） 132
バークレー John Barclay（1758-1826） 100, 174
バーケット John Birkett（1815-1904） 89
バックハウス Kenneth Morley Backhouse（1922-2013） 175, 176
バッシーニ Edoardo Bassini（1844-1924） 21, 113, 121, 123-131, 177-179, 181
ハラー Albrecht von Haller（1708-1777） 73-77, 79-82, 84-86, 89, 166, 170, 171
ハルステッド William Stewart Halsted（1852-1922） 91
バルベット Paul Barbette（1619-1665） 65
パレ Ambroise Paré（1510-1590） 36, 40, 56, 57, 62, 168
パレッタ Giovanni Battista Palletta（1748-1832） 83, 85
バーンズ Allan Burns（1781-1813） 101, 175
バンクス William Mitchell Banks（1843-1904） 119-121, 128
ハンター William Hunter（1718-1783） 72, 73, 75, 77, 79-82, 88, 151, 166, 170
ハンター John Hunter（1728-1793） 75-78, 81, 83, 92, 93, 96, 98, 99, 140, 170, 173-175
ビシャ Marie Francois Xavier Bichat（1771-1802） 98, 166
ヒポクラテス Hippocrates（460-370 BC） 9, 23, 24, 30, 159, 163
ヒューストン Robert Houston（1678-1734） 60, 169
ヒルダヌス Wilhelm Fabricius Hildanus（1560-1634） 64

クライン Henry Cline（1750-1827） 92, 95, 96
グリフィス Charles A Griffith（1921-1994） 132
クロケー Jules-Germain Cloquet（1790-1883） 70, 103, 104, 107, 113, 175
クーンツ Amos Ralph Koonts（1890-1965） 144, 145
ケルスス Aulus Cornelius Celsus（25 BC-50 AD） 11, 12, 22, 24, 25, 28, 30, 32-35, 159, 161-164, 170
コーウェル Ernest Marshall Cowell（1886-1971） 131, 167, 168
コロンボ Matteo Realdo Colombo（1516-1559） 39, 40
コンドン Robert Edward Condon（1929-2006） 132

さ行

佐藤 進（1845-1921） 20
サーモン Robert Salmon（1763-1821） 63
サンディフォルト Eduard Sandifort（1742-1814） 83
ジェルディ Pierre Nicolas Gerdy（1797-1856） 118
十返舎一九（1765-1831） 20
シニョローニ Bartolomeo Signoroni（1797-1844） 118
シーボルト Philipp Franz Balthasar von Siebold（1796-1866） 63
シャープ Samuel Sharp（1700-1778） 71-73, 75, 80, 116, 170
シャンピオニエール Just Marie Marcellin Lucas-Championniere（1843-1913） 121, 123, 127
シュヴァルベ Carl Schwalbe 119
シュトロマイヤー Christian Friedrich Stromeyer（1761-1824） 117
シュムッカー Johann Leberecht Schmucker（1712-1786） 115, 116, 177
シュレーゲル Bernhard Nathanael Gottlob Schreger（1766-1825） 171
ジョージ1世 George I（1660-1727） 169
ショリアック Guy de Chauliac（1298-1368） 36, 56, 168
ショールダイス Edward Earle Shouldice（1890-1965） 131, 146, 153
シンガー Charles Singer（1876-1960） 161
スカルパ Antonio Scarpa（1747-1832） 69, 100, 101, 113, 175
スカンダラキス John Elias Skandalakis（1920-2009） 155
スタイルズ Harold Jalland Stiles（1863-1946） 128, 137, 138, 171, 178
スティール Charles Steele（1838-1914） 121
ステファヌス Charles Stephanus（1505-1564） 39
ストッパ Rene Stoppa（1921-2000） 146
ソサン August Socin（1837-1899） 123

た行

ダグラス James Douglas（1675-1742） 39, 49
田山花袋（1872-1930） 20
チェズルデン William Cheselden（1688-1752） 167, 170

人名索引

あ行

アクレル Olof af Acrel or Olaus Acrel（1717-1806） 116, 177
アッシャー Francis Cowgil Usher（1908-1980） 132, 146
アナンデール Thomas Annandale（1838-1907） 121
アバネシー John Abernethy（1764-1831） 116
アリストテレス Aristotle（384-322 BC） 24, 160
アルノー George Arnaud de Ronsil（1698-1774） 61, 98, 116, 162, 174
アルブカシス Albucasis（936-1019） 35,36
アルベルト Eduard Albert（1841-1900） 56, 168
イネス John Innes（1739-1777） 95, 174
ヴィク・ダジール Félix Vicq d'Azyl（1748-1794） 83, 174
ウィンスロー Jacques Benigne Winslow（1669-1760） 47, 49-52, 111, 166, 167, 174
ヴェサリウス Andreas Vesalius（1514-1564） 39, 44-46, 57, 161-164, 170, 171, 174
ヴェルポー Alfred Armand Louis Marie Velpeau（1795-1867） 118, 120
ウッド John Wood（1827-1891） 116, 117, 119, 120
ヴュッツァー Carolus Guiliemus Wützer（1780-1863） 118, 120
エラシストラトス Erasistratus（310-250 BC） 23, 24
オリバシウス Oribasius（325-403） 162, 164

か行

葛飾北斎（1760-1849） 18
ガランジョ Rene-Jacquet Croissant de Garengeot（1688-1759） 52, 65, 67, 167
カールス Carl Gustav Carus（1789-1869） 104, 105
ガレノス Claudius Galenus（129-216） 22, 24, 28-31, 33, 34, 37, 39, 40, 42-46, 48, 49, 56, 64, 70, 71, 74, 161-165, 170
カレンダー George William Callender（1830-1878） 176
カンパー Peter Camper（1722-1789） 63, 69, 83-85, 88, 101, 169, 171, 174, 175
キー Charles Aston Key（1793-1849） 92, 172, 175
キケロ Marcus Tullius Cicero（106-43 AD） 11
キース Arthur Berridale Keith（1866-1954） 139-143, 146, 147, 149, 180
木本誠二（1907-1995） 151, 172, 181
ギャローデット Bern Budd Gallaudet（1860-1934） 101, 176
キューン Karl Gottlob Kühn（1754-1840） 28, 161
ギンベルナト Don Manuel Louise Antonio Gimbernat（1734-1816） 110
クーパー Astley Paston Cooper（1768-1843） 13, 27, 86-89, 91-101, 103-109, 111-113, 127, 130, 159, 172-176, 179
クーパー Bransby Blake Cooper（1792-1853） 172, 176

〈訳者略歴〉

川満富裕（かわみつ・とみひろ）

1948年　沖縄県に生まれる
1975年　東京医科歯科大学を卒業後、一般外科を経て、
　　　　小児外科を専攻
1984年　獨協医科大学越谷病院小児外科講師
1998年より終末期医療に従事
　　　　三軒茶屋病院勤務を経て、
2013年　青葉病院院長
主な著書　W・J・ビショップ『外科の歴史』『創傷ドレッシングの歴史』、
　　　　　C・J・S・トンプソン『手術器械の歴史』（以上、時空出版）

鼡径《そけい》ヘルニアの歴史《れきし》
なぜ こどもと成人で手術法が違うのか

二〇一四年五月一五日　第一刷発行
著　者　川満富裕
発行者　藤田美砂子
発行所　時空出版
〒112-0002　東京都文京区小石川四-一八-三
電話　東京〇三（三八一二）五三一三
http://www.jikushuppan.co.jp
印刷・製本　モリモト印刷株式会社
ISBN978-4-88267-054-4